简明神经外科诊疗要点

主　编　张柏林　陈成勇

天津出版传媒集团

天津科技翻译出版有限公司

图书在版编目(CIP)数据

简明神经外科诊疗要点 / 张柏林，陈成勇主编. —
天津 : 天津科技翻译出版有限公司，2022.10
ISBN 978-7-5433-4225-5

Ⅰ.①简…　Ⅱ.①张…　②陈…　Ⅲ.①神经外科学—
诊疗　Ⅳ.①R651

中国版本图书馆 CIP 数据核字(2022)第 053596 号

简明神经外科诊疗要点

JIANMING SHENJING WAIKE ZHENLIAO YAODIAN

出　　　版:天津科技翻译出版有限公司
出 版 人:刘子媛
地　　　址:天津市南开区白堤路244号
邮政编码:300192
电　　　话:(022)87894896
传　　　真:(022)87893237
网　　　址:www.tsttpc.com
印　　　刷:北京虎彩文化传播有限公司
发　　　行:全国新华书店
版本记录:787mm×1092mm　16开本　10.5印张　200千字
　　　　　2022年10月第1版　2022年10月第1次印刷
定　　　价:68.00元

编者名单

主　编

　　张柏林　　赣州市人民医院

　　陈成勇　　济南市第五人民医院

副主编

　　刘营营　　广饶县中医院

　　张传涛　　山东省荣成市石岛人民医院

　　郑　岩　　山东省夏津县人民医院

　　栗心朋　　山东省夏津县人民医院

　　陈　波　　江西省玉山县博爱医院

　　唐阳均　　四川省达州市开江县人民医院

前　言

医学是一门不断发展、不断进步的科学,新理论、新技术和新成果不断开阔我们的视野。同样,神经外科学也在近年来取得了长足的进步。在引进大量高新技术、先进设备的基础上,以及广大神经外科医务人员的努力下,我国的神经外科临床诊疗水平已经得到迅速的提高,甚至在某些领域已达到国际领先水平。

因此,为了适应当今临床神经外科工作的需要,我们组织了一批有经验的临床医师编写了这本《简明神经外科诊疗要点》。本书在编写过程中注重吸收近年来国内外先进诊疗技术,力求内容全面、规范、实用性强,尽可能反映本专业的国内外最新进展。

本书包括神经外科基础知识及临床实践内容,主要介绍了神经系统解剖生理、颅内压增高和脑疝、颅脑损伤、脑血管疾病、中枢神经系统疾病、神经系统肿瘤,以及神经系统功能性疾病等神经外科常见疾病的诊断与治疗等。本书内容丰富、全面,语言简洁,通俗易懂,具有较强的实用性,可供广大临床神经外科医师参考阅读。

鉴于本书编者时间、精力有限,书中难免存在疏漏及不足之处,还望广大读者能够提出宝贵意见,以使此书更加完善。

目　录

第一章

神经外科解剖学基础

第一节 神经元

神经元是构成神经系统的结构和功能单位,包括细胞体和突起两部分,具有感受刺激和传导冲动的功能;神经元按照突起的数目可以分为单极神经元、双极神经元和多极神经元三大类。按照神经元的功能可以分为感觉神经元、中间神经元及运动神经元。神经胶质具有支持、保护和营养神经元的作用。

一、细胞体

神经元胞体由细胞核、细胞质和细胞膜构成。

（一）细胞核

大多数神经元含有一个大而圆的细胞核。有些细胞可有 2 ~ 3 个。细胞核的染色质较少,有一个深染的核仁。小神经元此特点并不明显。核膜为双层膜结构,核膜上有许多小孔,叫作核孔,其数目依细胞的类型、功能状态及细胞周期而不同。

（二）细胞质

神经元的细胞质除含有细胞器和包含物外,还含有特有的尼氏体和神经元纤维。尼氏体分布于整个胞体和树突,而不存在于轴突。神经元纤维存在于神经元胞体和突起中。

（三）细胞膜

为包被在胞质表面的薄层质膜,由双分子层的脂类和球状蛋白分子组成。

1

二、突起

(一)树突

树突可看作是细胞体的延伸部分,逐渐变细而终止。多种神经元树突表面发出多种形状的细小突起为树突棘。

(二)轴突

大多数神经元都有一条细而均匀的轴突。轴突在胞体起始部位的锥形隆起为轴丘。轴突在不同的神经元长短不一,最长的可达1m以上,短者仅及胞体周围。

三、神经纤维

神经纤维是神经元胞质的延长部分。周围神经的轴突外都包被有施万细胞,外有绝缘性髓鞘包着的,叫有髓神经纤维。周围神经最细的轴突没有髓鞘,为无髓神经纤维,髓鞘的折光性使新鲜的有髓纤维呈白色。

第二节 头皮与颅骨

一、头皮

头皮可分为额、颞、顶、枕部。头皮由外向里可分为五层,颞部无帽状腱膜及其下层,为颞浅筋膜、颞深筋膜及颞肌。

(一)皮肤

由表皮和真皮组成。含有汗腺、皮脂腺、毛囊、血管和淋巴等。

(二)皮下组织

由脂肪和粗大而垂直的纤维束构成。富含血管、神经和脂肪。

(三)帽状腱膜

前后分别与额肌和枕肌相连,两侧与颞浅筋膜相连。它以纤维束的形式与皮肤紧密相连。

(四)帽状腱膜下层

位于帽状腱膜下,为疏松的结缔组织,其下为骨膜。当出现帽状腱膜下血肿时,血液易向各方向扩展,血肿量多时可充满整个帽状腱膜下层。

（五）骨膜

位于颅骨表面，于颅缝处与颅骨紧密结合。故骨膜下血肿常局限，一般不超过一块颅骨。

（六）头皮的重要血管、神经与淋巴

1. 血管

眶上动脉、滑车上动脉为眼动脉分支，来自颈内动脉。颞浅动脉、枕动脉、耳后动脉则为颈外动脉的分支。导静脉位于帽状腱膜下层，与颅内静脉窦相通，导静脉无瓣膜，故颅外感染亦可经导静脉引起颅内感染。

2. 神经

眶上神经与眶上血管伴行，分布于额部皮肤。滑车上神经为眼神经分支，分布于额下部、上睑皮肤和结合膜。耳颞神经为下颌神经分支，分布于颞部皮肤。枕大神经为第二颈神经后支分支，与枕血管分布于头后部皮肤。

3. 淋巴

头皮内有大量淋巴管，但大多无淋巴结，一般均汇流至头颈交界处的淋巴结。

二、颅骨

颅骨共8块，额骨、筛骨、蝶骨、枕骨各一块，颞骨、顶骨各一对。

（一）颅底内面

颅底凸凹不平，分为颅前窝、颅中窝和颅后窝。

1. 颅前窝

由筛骨、筛板、额骨眶部、蝶骨体上面前部和蝶骨小翼构成。筛板正中有鸡冠，两侧有多个筛孔，嗅神经丝由此入颅。由于筛板较薄，若此处发生骨折，易致脑脊液鼻漏，导致嗅觉丧失。

2. 颅中窝

由蝶骨体、大翼、颞骨岩部前面和颞鳞构成。其中间部由蝶鞍构成，中部是垂体窝，窝的前方为鞍结节，鞍前有横行的交叉前沟。其两侧为视神经孔。垂体窝后方的骨板称为鞍背。颞骨岩部前面有弓状隆起，外侧为鼓室盖。岩部近尖端处有三叉神经压迹。颅中窝有很多孔、裂，有许多重要的神经血管穿过。眼血管、动眼神经、滑车神经、三叉神经第一支和展神经由此裂出入眶。三叉神经第二支通过圆孔，第三支通过卵圆孔，脑膜中动脉通过棘孔出入颅。视神经通过视神经管由眶入颅。颅中窝骨折，伤及血管和神经，可引起相应的症状。如眶上裂骨折可出现眶上裂综合征；岩部骨折,硬脑膜撕裂并伴有鼓膜破裂,可引起脑脊液耳漏等。

3.颅后窝

由枕骨、蝶骨体和颞骨的一部分构成。窝的中央有枕骨大孔,其前为斜坡,后方有枕内嵴。枕内隆凸位于其后方。两侧为横窦沟,延续为乙状窦沟,止于颈静脉孔。枕骨大孔两侧有舌下神经管。颞骨岩部后有内耳门,向外入内耳道,有面神经和前庭蜗神经通过。舌咽神经、迷走神经、副神经和颈内静脉通过颈静脉孔,舌下神经由舌下神经管出颅。颅后窝骨折发生后,可引起乳突部、颈部皮下瘀血,若伤及颈静脉孔,可致颈静脉孔综合征。

(二)颅外面观

颅盖骨两侧顶骨结合处为矢状缝,两顶骨与额骨结合处为冠状缝,顶骨后缘与枕骨结合处为人字缝。冠状缝与矢状缝相交处为前囟点,矢状缝与人字缝相交处为人字点。额、颞、蝶、顶骨相交于翼点,此处骨质菲薄,其颅内面有脑膜中动脉前支通过,若骨折线通过此处,易致损伤出血。颅后枕外隆突两侧为上项线。

第三节　脑

脑位于颅腔内,平均重量约为1400g,分为端脑、间脑、脑干和小脑。中脑、脑桥和延髓合称脑干,延髓向下在枕骨大孔处与脊髓相连。脑桥、延髓和小脑之间为宽而浅的第四脑室。第四脑室向下与脊髓中央管相连,向上经中脑导水管与第三脑室相通。第三脑室经室间孔与侧脑室相通。在脑桥、延髓之间有脑桥延髓沟。由后连合至乳头体后缘的连线为中脑与间脑的分界线。室间孔至视交叉前部的连线为间脑和端脑的分界线。

一、脑干

脑干由中脑、脑桥和延髓组成。脑干腹侧面伏于枕骨大孔前方的斜坡上。

(一)延髓

下与脊髓相连,与脊髓无明显边界。上与脑桥以脑桥延髓沟分界。延髓呈锥形,前正中裂两侧为锥体,有锥体交叉,锥体外侧的卵圆形隆起为橄榄,其内为下橄榄核。上端因中央管扩大而成为第四脑室底下部。延髓背侧有两个明显隆起,称为薄束结节和楔束结节。延髓通过一对小脑下脚与小脑相连。位于延髓的脑神经共有4对,舌咽神经、迷走神经、副神经和舌下神经。

(二)脑桥

脑桥下与延髓相续,上连中脑。脑桥腹侧面正中线有一纵行浅沟,称为基底沟。基底动脉通行其内。脑桥两侧逐渐形成一对小脑中脚,与小脑相联。脑桥背侧面构成第四脑室底上部,位于脑桥的脑神经共有4对,三叉神经自脑桥与小脑之间出入脑干。展神经、面神经、前庭蜗神经自内向外由延髓脑桥沟出入脑干。

(三)中脑

中脑下连脑桥,上接间脑。中脑腹侧面两侧的明显柱状隆起称为大脑脚。两脚之间为脚间窝,窝底有许多穿动脉穿过,称为后穿质。中脑背侧为顶盖,有上丘、下丘各一对。上丘发出的上丘臂连于外侧膝状体,下丘发出的下丘臂与内侧膝状体相连。中脑共有两对脑神经附着,动眼神经自大脑脚内侧穿出,滑车神经则自前髓帆系带两侧穿出,是唯一自脑干背侧出脑的脑神经。

(四)第四脑室

第四脑室位于延髓、脑桥及小脑之间。向下连于脊髓中央管,向上通中脑导水管,向两侧扩展称为第四脑室外侧隐窝。第四脑室底由延髓及脑桥背侧面构成,顶由前髓帆和后髓帆构成,向后上深入小脑。

菱形窝即第四脑室底,因其似菱形而得名。其上界为小脑上脚,下界为薄束结节、楔束结节和小脑下脚。两个侧角为外侧隐窝。横行的髓纹可作为延髓与脑桥在脑干背侧的分界线。菱形窝纵行的正中沟将其分为两半。每侧的界沟又将一侧分为内侧区和外侧区。脑干的运动性脑神经核团一般位于内侧区,而感觉性核团则位于外侧区。内侧区有面神经丘,舌下神经三角和迷走神经三角,其深面分别为展神经核、舌下神经核和迷走神经背核。外侧区的听结节深面含有蜗神经核。

后髓帆是由室管膜上皮、软脑膜和少许白质组成的薄膜,向上入小脑,向下止于第四脑室脉络组织。第四脑室脉络组织是由室管膜上皮及富含血管的软脑膜组成。其深入脑室内,产生脑脊液。后髓帆上有正中孔和一对侧孔。第四脑室借此孔与蛛网膜下隙相通。

(五)脑干网状结构

脑干网状结构是指脑干内神经元细胞体与纤维相互混杂的部分。它不似灰质、白质那样边界清楚。几乎所有来自外周的传入纤维,都有终支和侧支进入网状结构,而网状结构又直接或间接与中枢神经系保持着密切联系,影响中枢神经各方面的活动。

1.网状结构内的核团分类

(1)中缝及附近的核群:主要为中缝核及附近的旁正中网状核、被盖网状核、被盖背核和被盖腹核等。其功能尚不明确。

（2）内侧核群：位于正中区的两侧，它们接受来自脊髓、脑神经感觉核和大脑皮质的信息，发出上行、下行纤维，广泛地投射至大脑、间脑、小脑、脑干，并有一部分止于脊髓。

（3）外侧核群：主要为小细胞网状核，它接受长的感觉纤维束的侧支，并将冲动传给内侧核群。

2.脑干网状结构的功能

（1）对躯体运动的影响：脑干网状结构内存在易化区和抑制区，易化区和抑制区共同维持机体的肌紧张平衡。

（2）对自主神经和内分泌活动的影响：如心血管的初级中枢位于延髓网状结构内，在失去较高的中枢影响后，仍能维持正常的血压。

（3）对感觉冲动中枢传导的影响。

（4）对睡眠、觉醒和意识的影响：在脑干中有一网状上行激活系统（ARAS）和网状上行抑制系统。中脑和间脑的尾侧区是ARAS的关键部位。此部位损伤可引起昏睡或昏迷。网状结构的上行影响，使皮质维持一定的觉醒程度，但网状结构的活动又受大脑皮质的影响。

二、小脑

小脑位于颅后窝内，在脑桥与延髓的背面，借小脑幕与大脑枕叶相隔，借小脑上脚、小脑中脚和小脑下脚与延髓、脑桥和中脑相连。小脑上面平坦，下面中部凹陷称为小脑谷，两侧隆起为小脑半球，中间狭细部为小脑蚓，小脑谷两侧的半球状突起称为小脑扁桃体。小脑表面有大量的横行平行窄沟，被分为若干小叶。按照发生顺序可将小脑分为古小脑、旧小脑和新小脑。古小脑即绒球小结叶，又称前庭小脑，主要接受前庭的纤维，维持身体的平衡。旧小脑即前叶蚓部、蚓锥体和蚓垂，又称脊髓小脑。主要接受来自脊髓的纤维，控制肌张力和肌协调。新小脑为其余大部，又称脑桥小脑，主要接受大脑皮质的投射，控制随意运动的协调性，以及力量、方向和范围的准确性。

三、间脑

位于中脑与大脑半球之间，背侧面借大脑横裂与大脑半球分割，外侧面与大脑半球的实质结合。间脑的脑室为第三脑室。间脑可分为五部分：背侧丘脑、上丘脑、下丘脑、后丘脑和底丘脑。

(一)背侧丘脑

又称丘脑。为一对椭圆形的灰质团块,两侧丘脑之间借丘脑间联合相连。从背侧观察,丘脑前端的狭窄隆凸,称为丘脑前结节。丘脑后端粗大,伸向后外方,为丘脑枕。

(二)后丘脑

由两个小丘状的内、外侧膝状体组成。外侧膝状体表面呈椭圆形,连接视束,内侧膝状体连接下丘脑。

(三)上丘脑

位于第三脑室顶部周围,包括丘脑髓纹、缰三角、松果体和后连合。

(四)下丘脑

位于下丘脑沟以下。构成第三脑室的侧壁和下壁。从脑底面看,下丘脑的前界为视交叉,后界为乳头体的后缘。下丘脑包括视交叉、漏斗、灰结节和乳头体。

(五)底丘脑

位于背侧丘脑的腹侧部和下丘脑外侧之间的一个移行区域。它的背侧为丘脑,内侧为下丘脑,外侧为内囊。

(六)第三脑室

位于两侧背侧丘脑和下丘脑之间,正中矢状位呈一狭窄腔隙。前壁为前连合与终板,后壁的上部为缰连合、松果体和后连合,下部为大脑脚的前端。上壁成自第三脑室顶。下壁主要由下丘脑组成。侧壁为背侧丘脑和下丘脑。

四、端脑

主要包括两侧大脑半球。大脑半球表面被覆灰质,为大脑灰质。灰质的深面为白质。白质内的灰质核团为基底核。大脑半球内的腔室为侧脑室。半球的前端为额极,后端为枕极,颞叶的前端为颞极。皮质表面布满深浅不等的沟,称大脑沟。沟与沟之间的隆起部分称大脑回。

大脑半球分为三面、五叶,表面有许多沟、回。需要指出,大脑的分叶为人为区分,各叶之间并非严格分界。三面指的是宽阔膨隆的外侧面,较平坦的内侧面和凹凸不平的下面。

外侧裂和中央沟最为显著。外侧裂在脑底面以一深裂起于前穿质的外侧斜后上方,止于顶叶的缘上回。外侧裂的上方为额、顶二叶,下方为颞叶。外侧裂深部埋藏有三角形的脑岛。额叶、顶叶和颞叶掩盖脑岛的部分,为岛盖。中央沟分隔额叶与顶叶。

(一)大脑半球背外侧面

1.额叶前至额极,后界以中央沟与枕叶分割,下界以外侧裂与颞叶分割。在中央沟的前方有大致与其平行的中央前沟。中央沟与中央前沟之间为中央前回。自中央沟水平向前发出额上、下沟。额上沟和额下沟分出额上回、额中回和额下回。外侧裂的前支和升支将额下回分为眶部、三角部和岛盖部。

额叶有许多重要的皮质功能区:

(1)第Ⅰ躯体运动区:位于中央前回与中央旁小叶前部(4、6区)。

(2)第Ⅱ躯体运动区:位于大脑外侧裂对中央前、后回处上壁的皮质和邻近岛叶。

(3)补充运动区:位于大脑半球内侧面的额内侧面皮质。

(4)Broca区:位于额下回后部皮质(44区),为运动性语言中枢。

(5)书写中枢:位于额中回的后部,受损可引起失写症。

2.顶叶前至中央沟,后界为顶枕沟,顶枕沟上端与枕前切迹连线的中点与外侧裂末端的连线为下界。中央沟的后方有与之大致平行的中央后沟,其与中央沟之间为中央后回。顶内沟与半球上缘平行,起自中央沟,延向后方。顶内沟把顶叶分为顶上小叶和顶下小叶。顶下小叶又分为缘上回和角回。

顶叶的主要功能区如下:

(1)第Ⅰ躯体感觉区:位于中央后回和中央旁小叶后部(3、1、2区)。

(2)第Ⅱ躯体感觉区:位于中央后回最下部。

(3)Wernicke区:位于顶叶及颞叶,包括角回、缘上回、颞上回和颞中回的后部。为感觉性语言中枢。

3.颞叶上界为外侧裂,后方以顶枕沟和枕前切迹的连线与枕叶分界。颞叶的前端称为颞极。颞上沟、颞下沟将颞叶分为颞上回、颞中回和颞下回。颞上回的上面有数个自前外斜向后内的短回,称为颞横回。颞叶的底面,靠外侧的为枕颞外侧回。靠内侧的为枕颞内侧回。

颞叶的主要功能区如下:

(1)听觉区:位于颞横回(41、42区),为听觉中枢。

(2)Wernicke区:见顶叶部分。

4.枕叶在外侧面自顶枕沟上端至枕前切迹连线为前界后方,在内侧面以顶枕沟为界。视觉中枢即位于枕叶内侧面距状裂两侧的皮质(17区)。

5.岛叶借岛环状沟与额叶、顶叶和颞叶分界,岛中央沟将岛叶分为前后两部,与Rolando中央沟平行,前方有三四个岛短回,后有岛长回。岛叶可能与内脏感觉有关。

（二）大脑半球的内侧面和底面

最显著的结构为连接左右大脑半球新皮质的胼胝体。由前至后分为胼胝体嘴部、膝部、干部和压部。胼胝体沟环绕于胼胝体外周。扣带沟则平行于胼胝体沟，位于其外周。扣带回位于胼胝体沟与扣带沟之间。自胼胝体中部向上发出的沟为中央旁沟。距状裂自胼胝体后方向枕极上方走行。中央旁小叶为中央前、后回向大脑半球内侧面的延伸。顶枕沟与距状裂之间为楔叶。

大脑半球的底面有枕极伸向颞极的脑回，后部为舌叶，前部为海马旁回。海马旁回前端向内侧弯曲为钩。额叶的底面有许多短小的眶沟，分隔为若干眶回。内侧为嗅束，嗅束前端为嗅球，后端为嗅三角。三角后方为前穿质，有许多血管穿行。海马旁回和扣带回绕胼胝体近一圈。

（三）基底核

基底核又称为基底神经节，为大脑半球内的灰质核团。包括尾状核、豆状核、屏状核和杏仁体。豆状核和尾状核合称为纹状体。内囊将豆状核分为内侧的苍白球和外侧的壳。在种系发生上，苍白球较早，称为旧纹状体。尾状核和壳称为新纹状体。尾状核位于岛叶深面，与豆状核之间以外囊分隔。杏仁体位于海马旁回沟内，与尾状核尾相续。

（四）大脑半球白质

大脑半球白质由起联系作用的纤维束构成，可分为联络纤维、连合纤维和投射纤维。

1.联络纤维

是连接一侧大脑半球内不同部位皮质的纤维。可分为长、短两种纤维。长纤维位置较深，联合成束;短纤维位置浅，联系邻近的脑回。

（1）钩束:联系额叶与颞叶前部的纤维。

（2）上纵束:联系额、顶、枕、颞叶的纤维。

（3）下纵束:联系枕、颞叶的纤维。

（4）扣带:联系穹隆回各部及该回与邻近颞叶的纤维束。

2.连合纤维

连合纤维是连接两侧大脑半球的纤维。包括胼胝体、前连合和穹隆连合。胼胝体在大脑纵裂底，是连接两侧大脑半球新皮质的纤维。穹隆是嗅脑的联合纤维，也是嗅脑的投射纤维。

3.投射纤维

是连接大脑皮质和皮质下结构的纤维。它位于皮质下方，呈扇形放射，称为辐射冠。向下聚成一宽厚致密的白质层,通过基底核与背侧丘脑之间,称为内囊。

内囊位于尾状核、豆状核和背侧丘脑之间,在水平切面上呈"<"形,开口向外侧。内囊可分为以下三部分。

(1)内囊前肢:位于尾状核头部及豆状核之间,有额桥束及丘脑前放射通过。

(2)内囊后肢:位于豆状核与背侧丘脑之间,内囊后肢可分为丘脑豆状核部、豆状核后部和豆状核下部。皮质脊髓束和丘脑上放射通过丘脑豆状核部,视放射和顶枕桥束通过豆状核后部,枕颞桥束和听辐射通过豆状核下部。

(3)内囊膝:位于前后肢之间,有皮质核束通过。如果内囊后肢受到损害,如内囊出血,可出现三偏综合征,即对侧偏瘫、对侧偏身感觉障碍和双眼对侧偏盲。

4.侧脑室

侧脑室位于大脑半球内,左右各一,腔内衬以室管膜上皮。分为前角、后角、下角和体部。中央部位于顶叶,前、后和下角分别伸入额、枕和颞叶。

(五)嗅脑和边缘系统

嗅脑是指大脑半球中接受与整合嗅觉冲动的皮质部分,主要包括嗅球、嗅束、前嗅核、嗅结节、嗅纹、部分杏仁体及梨状区皮质等结构。

边缘叶包括扣带回、海马旁回、海马结构、隔区和梨状叶等。边缘叶与同其功能、联系上较为密切的一些皮质下结构(杏仁体、下丘脑、上丘脑、隔核、丘脑前核和中脑被盖等)共同构成边缘系统。因为边缘系统与内脏联系密切,又称为内脏脑。边缘系统与嗅觉、内脏活动、情绪行为、性活动和记忆等有关。

第四节 颅脑局部解剖定位

一、骨性标志和颅缝体表投影

(一)骨性标志

(1)枕外隆凸:枕骨后方突出的骨结节。其深面标志窦汇,两侧平伸的骨嵴为项上线,标志横窦水平。

(2)额隆凸:额骨前部两侧最突出的部分,标志额中回。

(3)顶隆凸:顶骨结节。约在耳后上方6cm,偏后1cm,其深面对缘上回。

(4)颧弓:双侧颞骨的前下方,其上缘对大脑颞叶前端下缘。

(5)眶上缘:其中内1/3为眶上切迹或眶上孔,有眶上神经、血管穿过。

(6)额骨外侧角突:额骨外侧端突起部分,为翼点入路颅骨钻孔时的重要标志。

(7)翼点:额骨、顶骨、颞骨和蝶骨交界处。

(8)星点:顶骨、枕骨、颞骨乳突部交界处。标志着横窦转为乙状窦的部位。

(9)冠矢点:冠状缝与矢状缝交点。约在鼻根至枕外隆凸的1/3交界处。

(10)人字点:矢状缝与人字缝交点。约在枕外隆凸上6cm。

(二)颅缝的体表投影

(1)冠状缝:冠矢点到颧弓中点的中、上2/3。

(2)人字缝:人字点到双侧乳突根部的中、上2/3。

(3)矢状缝:冠矢点和人字点的正中连线。其后1/3交界处两侧常有顶骨孔。

(4)枕骨缝:枕骨和乳突的交界处,其深面有导血管。

(5)额中缝:未闭合的双侧额骨之间的骨缝。

二、脑主要沟、回的主要投影

(一)颅基线

眶下缘最低点至外耳门中点的连线。颞、枕叶在其上。

(二)大脑外侧面主要沟、回、裂

(1)外侧裂:翼点至顶结节连线的前2/3段即为外侧裂的投影。

(2)中央沟:眉间到枕外隆凸连线中点后方2.5cm,向两侧前下方与矢状线成67.5°的角。上段9cm代表中央沟,但应注意幼儿角度偏大。

(3)大脑纵裂:从眉间到枕外隆凸的连线。

(4)前、后中央沟:在中央沟前后各1.5cm。

(5)中央前、后回:在中央沟与中央前、后沟之间。

(6)缘上回:在顶隆凸的深面。

(7)角回:顶隆凸后3~4cm,在优势半球为阅读中枢。

第五节 周围神经系统

周围神经系统可分为与脑相连的脑神经、与脊髓相连的脊神经和与脑和脊髓相连的内脏神经。

一、脑神经

脑神经有12对。按其顺序分别为嗅神经、视神经、动眼神经、滑车神经、三叉神经、展神经、面神经、前庭蜗神经、舌咽神经、迷走神经、副神经和舌下神经。脑神经按纤维成分可分为三类。

(一)感觉神经

包括嗅神经、视神经和前庭蜗神经。

(二)运动神经

包括动眼神经、滑车神经、展神经、副神经和舌下神经。

(三)混合神经

包括三叉神经、面神经、舌咽神经和迷走神经。

二、脊神经

脊神经共有31对,其中有颈神经8对,胸神经12对,腰神经5对,骶神经5对,尾神经1对。脊神经穿出椎间孔后分为前支和后支。每一对脊神经都为混合神经,既含感觉神经纤维又有运动神经纤维。

脊神经在皮肤的分布具有节段性,这一点对于神经系统疾病的诊断和治疗具有十分重要的意义。

三、内脏神经

内脏神经包括内脏感觉神经和内脏运动神经。内脏运动神经分为交感神经和副交感神经。交感神经节前纤维的神经元胞体位于胸脊髓和腰脊髓1～3节的灰质侧角内。副交感神经节前纤维的神经元胞体位于脑干和骶脊髓2～4节的灰质前角内。自主神经系统在皮质和皮质下中枢的调节下管理、调整人体的重要生命活动(呼吸、循环、消化、体温调节、代谢等)。

第六节　脊髓

一、脊髓的位置与外形

脊髓位于椎管内,大致呈圆柱形,约占中枢神经系全重的2%。其上达枕骨大孔处,与延髓相延续,下达第一腰椎下缘平面。脊髓下端迅速变细,形似圆锥,称为脊髓圆锥。向下延续为细丝,称为终丝,由软脊膜包裹但无脊髓。脊髓共分31节,其中颈髓8节,胸髓12节,腰髓5节,骶髓5节,尾髓1节。每一节都与一对脊神经相连,颈髓第4节至胸髓第1节、腰髓第2节至骶髓第3节较其他节段膨大,分别称之为颈膨大和腰膨大。

成年男性的脊髓长度为43～45cm,女性为40～42cm。胚胎早期脊髓与椎管等长,脊神经成直角从脊髓发出。胚胎4月起,脊髓的生长速度比脊柱缓慢,且其上端与脑相连处固定于枕骨大孔处,因此脊髓下端逐渐相对上移。出生时脊髓下端位于第3腰椎,成人时则位于第一腰椎下缘。上颈髓平相应的同序数椎骨,下颈髓与上胸髓则平同序数的上一节椎骨,中胸髓平上两节椎骨,下胸髓平上三节椎骨,腰髓平第10、第11胸椎,腰髓和骶髓平第12胸椎和第1腰椎。故临床上腰椎穿刺常取第3、第4或第4、第5腰椎间隙作为穿刺点,以免伤及脊髓。

二、脊髓的内部结构

脊髓由灰质、白质构成。在横断面上,灰质呈H形,位于中央,由神经元细胞体组成,白质位于灰质周围,由神经纤维组成。

(一)灰质

在脊髓横断面上,其前方、后方的突起分别称为前角和后角,两者之间称为中间带。连接两侧中间带的灰质称为灰质连合。在胸髓及第1～3腰髓的中间带可见外侧的侧角。灰质中央的狭小腔隙为中央管,其纵贯脊髓全长,内含脑脊液。

(二)白质

白质主要由神经纤维组成。脊髓白质内上下纵行纤维束各占一个特定区域,一般具有共同的起止和走行路径,称为传导束。

1.薄束和楔束

两者位于后索,楔束位于薄束外侧,出现在第4胸髓节段以上的后索。它们传导身体同侧的意识性本体感觉和精细触觉,经过两次换元,将冲动传至对侧大脑皮质。第一级神经元为脊神经节内的假单极细胞,周围突至肌肉、肌腱、关节、皮肤等处的感受器,中枢突经后根入后索,在同侧后索内上行,至薄束核、楔束核换元,发出纤维交叉至对侧,上行终于丘脑腹后外侧核,再由此发出纤维至感觉中枢。

2.脊髓小脑后束

起自胸及上腰髓的胸核,发出纤维在同侧上行,经小脑下脚入小脑,传导下肢、躯干单肌肌梭的感觉冲动。

3.脊髓丘脑束

位于侧索和前索内,传导痛、温觉及粗触觉的冲动。其纤维束有明确的定位,由外向内依次为骶、腰、胸、颈。因此,当有脊髓外肿瘤或病变压迫脊髓时,首先出现骶腰部的痛、温觉障碍。第一级神经元位于脊神经节内,周围突至躯干、四肢的皮肤。中枢突经后根入后外侧束,上升1~2个脊髓节,然后进入后角换元,发出纤维交叉至对侧侧索和前索而上行,形成脊髓丘脑束。向上止于丘脑腹后外侧核,再换元后发出纤维投射到大脑皮质感觉中枢。

4.皮质脊髓束

也称为锥体束。起自大脑皮质锥体细胞,经内囊、大脑脚底、脑桥基底部,在其入延髓锥体后进行部分交叉下行入脊髓。其功能为控制骨骼肌的随意运动。

5.红核脊髓束

起自中脑红核,发出后即进行交叉,在对侧下行入脊髓。其主要功能为控制屈肌的肌张力。

第七节　脑与脊髓的血液供应、被膜及脑脊液循环

一、脑的血液循环

脑的代谢十分活跃,故血液供应很丰富。虽然人脑不到体重的3%,但其血流量却达全身血流量总和的20%。因为脑几乎无供能物质储存,故如果脑血液循环完全阻断,则5秒即可致意识丧失,5分钟即可致不可逆的损害。

（一）脑的动脉系统

脑动脉系统可分为颈内动脉系统和椎-基底动脉系统。

1.颈内动脉

颈内动脉起自颈总动脉,上行至颅底,经颈动脉管及破裂孔入颅,经过海绵窦,然后分为大脑前动脉和大脑中动脉。其可分为颈部、岩部、海绵窦部和床突上部。海绵窦部和床突上部常合称为虹吸部,走行迂曲。在海绵窦段,颈内动脉先沿颈动脉沟向前,至前床突内侧时弯向后上。颈内动脉与动眼神经、滑车神经、三叉神经第Ⅰ、Ⅱ支和展神经在海绵窦内相邻。颈内动脉颅内段的分支如下。

（1）脑膜垂体干、海绵窦下动脉和垂体被膜动脉:三者皆为颈内动脉自海绵窦段

发出的分支。其中脑膜垂体干分为小脑幕动脉、脑膜背侧动脉和垂体下动脉。

（2）眼动脉：颈内动脉进入蛛网膜下隙时发出眼动脉，沿视神经外下方，经视神经管入眶。

（3）垂体上动脉：在眼动脉起始部上方发出。

（4）后交通动脉：向后发出与大脑后动脉相吻合。

（5）脉络丛前动脉：自后交通动脉起始部稍上方发出，入侧脑室脉络丛。

（6）大脑前动脉：自视交叉外侧发出。大脑前动脉自发出后向前走行，至视交叉上方入大脑纵裂，绕胼胝体膝，沿胼胝体沟向后走行达胼胝体压部稍前方，斜向后上延续为终支。

中央支：于近侧段发出前穿动脉，穿前穿质入脑实质。其中一条称为 Heubner 返动脉，自大脑前动脉外侧壁发出，返向后外，穿前穿质入脑。

皮质支：由前至后依次发出眶动脉、额极动脉、胼缘动脉（额前动脉、额中动脉、额后动脉、旁中央动脉）、胼周动脉、楔前动脉。

（7）大脑中动脉：为颈内动脉最大的分支，即其延续的部分。先水平向外侧走行，再入外侧裂弯向后方，沿外侧裂向后上方走行，沿途发出中央支与皮质支。中央支于大脑中动脉近侧段近乎直角向上发出豆纹动脉，经前穿质入脑，分布至壳核，尾状核，内囊前、后脚和膝部的上 2/3 及外囊屏状核等。豆纹动脉可分为内外侧两组。皮质支包括眶额动脉、中央前沟动脉、中央沟动脉、中央后沟动脉、顶后动脉、角回动脉、颞前动脉、颞中间动脉等。它分布于大脑半球的外侧面的大部和额叶眶面外侧部。

2.椎-基底动脉

两侧椎动脉起自锁骨下动脉，上行穿横突孔，经椎动脉沟、枕骨大孔入颅。入颅后至脑桥延髓沟合并为一条基底动脉。基底动脉沿基底沟内继续上行，达脑桥上缘时分为左右大脑后动脉。椎-基底动脉的主要分支如下。

（1）脊髓前动脉、脊髓后动脉。

（2）小脑下后动脉：自椎动脉发出，分布于小脑半球下后部和脊髓。

（3）小脑下前动脉：自基底动脉起始段发出，分布于小脑半球下前部。迷路动脉常起自小脑下前动脉袢，有少部分则起自基底动脉。

（4）脑桥动脉：自基底动脉发出，入脑桥。

（5）小脑上动脉：自基底动脉上端发出。其与大脑后动脉之间有动眼神经通过，如发生小脑幕切迹疝，动眼神经受压可引起相应症状。

（6）大脑后动脉：为基底动脉最后的分支。常以后交通动脉为界，分为近、远侧端。

中央支:后内侧中央动脉,自大脑后动脉近侧端发出,穿后穿质入脑,其中一部分成为丘脑穿动脉;后外侧中央动脉,即丘脑膝状体动脉自远侧端发出,分布于丘脑后部及外侧膝状体;四叠体动脉,脉络丛后动脉。

皮质支:依次发出颞下前、中、后动脉,距状裂动脉及顶枕动脉。

3.脑底动脉环

又称为Willis环,位于脑底面,由前交通动脉、两侧大脑前动脉起始段、两侧颈内动脉末端、两侧后交通动脉和两侧大脑后动脉起始端构成。此环内围有视交叉、灰结节、漏斗和乳头体。此环也可发生一定的变异,如一侧后交通动脉狭细,甚至阙如而不能构成完整的环,此时应与动脉狭窄闭塞鉴别。

(二)脑的静脉系统

脑的静脉回流并不与动脉伴行。脑的静脉回流系统分为深、浅静脉系统。两者通过一定的侧支发生吻合,如某一静脉系统回流受阻,这些吻合便可提供回流的侧副循环途径。

1.大脑浅静脉

主要引流大脑皮质和皮质下髓质的静脉血。可分为三组。

(1)大脑上静脉:回流大脑半球上外侧面和内侧面上部的静脉血,每侧半球为8~10条。由前至后可分为额叶静脉、Rolando静脉、顶叶静脉、枕叶静脉和大脑上静脉。它们由下向上走行,注入上矢状窦。大脑上静脉位于硬膜下的部分成为桥静脉,其长为1~1.5cm。可使脑组织在颅内有一定的位移。

(2)大脑中浅静脉:起于大脑背外侧面,沿大脑外侧裂走行,向前下注入海绵窦。它与大脑上静脉有许多吻合,其中有两条比较明显的吻合静脉,第一条为大吻合静脉,在中央沟或中央后沟附近向后上方与上矢状窦相吻合;第二条为后吻合静脉,在颞叶外面向后下与横窦吻合。

(3)大脑下静脉:回流大脑半球下外侧面的静脉血,注入横窦或岩上窦。

2.大脑深静脉

主要引流大脑半球深部结构、脑室脉络丛、枕叶、丘脑、基底核等处的静脉血,分为三组。

(1)大脑内静脉:此静脉左右各一,于室间孔后方由隔静脉与丘脑纹状体静脉汇合而成。

(2)基底静脉:于前穿质由大脑前静脉和大脑中浅静脉汇合而成。

(3)大脑大静脉:较短,约1cm,向后注入直窦。主要引流大脑内静脉及基底静脉的静脉血。

二、脊髓的血液循环

（一）脊髓的动脉

脊髓的动脉供血来源主要有：脊髓前动脉、脊髓后动脉和节段动脉。

1.脊髓前动脉

自左右椎动脉末段发出一对，向前下走行降入椎管，两支脊髓前动脉合为一支，沿前正中裂下降，沿途分布至脊髓。

2.脊髓后动脉

自椎动脉或小脑下后动脉发出，向下沿脊髓后外侧沟走行，沿途有诸多后根动脉汇入。

3.节段动脉

自椎动脉、颈深动脉、颈升动脉、肋间动脉、腰动脉、髂腰动脉和骶外侧动脉发出脊支，经椎间孔入椎管，再发出根动脉入脊髓。

（二）脊髓的静脉

脊髓实质的静脉血回流至脊髓表面的软膜静脉丛和静脉干，经脊髓前、后静脉引流到椎静脉丛和节段静脉。

三、脑与脊髓的被膜

脑与脊髓的表面有三层被膜包绕，由外向内依次为硬膜、蛛网膜、软脑膜。

（一）脑膜

1.硬脑膜

为一坚韧的双层膜，其组成的重要结构有大脑镰、小脑镰、小脑幕、鞍膈及静脉窦。主要的静脉窦为上矢状窦、下矢状窦、直窦、横窦、乙状窦、枕窦、岩上窦、岩下窦、海绵窦、海绵间窦等。

2.蛛网膜

由一菲薄的结缔组织构成。其与硬脑膜之间为潜在的硬脑膜下腔。蛛网膜与软脑膜之间为蛛网膜下隙，充满脑脊液。在有些部位明显扩大加深，则称为脑池。手术中常需打开脑池释放出脑脊液以降低颅内压，有利于显示术野。

3.软脑膜

紧贴于脑表面。

（二）脊膜

1.硬脊膜

在枕骨大孔处与硬脑膜相移行,其只有一层。硬脊膜包绕脊髓和脊神经根,与椎骨内膜和黄韧带之间的间隙称之为硬膜外腔,但并不与硬脑膜外腔相通。

2.蛛网膜

位于脊髓表面,在枕骨大孔处与脑蛛网膜相移行,向下达第二骶椎。其蛛网膜下隙与颅内蛛网膜下隙相通。

3.软脊膜

紧贴于脊髓表面,并深入其沟裂。

四、脑脊液循环

脑脊液位于脑室系统和蛛网膜下隙内,总量约150mL。其主要由脑室内的脉络丛分泌,最后由蛛网膜颗粒吸收。其循环途径为:侧脑室脉络丛分泌脑脊液,经室间孔至第三脑室,与第三脑室脉络丛分泌的脑脊液汇合,通过中脑导水管入第四脑室,再与其内的脉络丛分泌的脑脊液汇合,经正中孔与侧孔进入蛛网膜下隙,浸润在脑与脊髓周围,最后经蛛网膜颗粒吸收入上矢状窦,进入血液循环中。

第八节　颅脑断层解剖

随着颅脑CT、MRI、PET等影像学的发展,断层解剖学逐渐成为一门新兴学科。本节主要介绍颅脑断层解剖,分述如下。

一、矢状缝层面

断面上,颅骨矢状缝明显,两侧为顶骨。头皮由皮肤、浅筋膜和帽状腱膜紧密连接而成,围绕于顶骨周围。浅筋膜内有数条浅静脉。经矢状缝层面的主要结构有顶骨、矢状缝等。

二、上矢状窦和大脑上静脉层面

上矢状窦位于中线,前细后粗,其两侧出现大脑实质和数条大脑上静脉的断面。中央沟被切及,其前方为中央前回、中央前沟和额上回;后方为中央后回、中央后沟和顶上小叶。大脑上静脉收集大脑半球上外侧面和内侧面上部(胼胝体以上)的静脉血,位于硬膜下隙的部分称桥段,与硬脑膜相贴的部分称贴段,在神经外科手术时极易受损出血,故有危险带之称。关键结构有上矢状窦和大脑上静脉。

三、中央旁小叶层面

颅腔内可见左、右大脑半球,其外侧面由前向后表现为额上回、中央前沟、中央前回、中央沟、中央后回和顶上小叶。内侧面由前向后可见额内侧回、中央旁沟、中央旁小叶、扣带沟缘支和楔前叶。两大脑半球间为大脑纵裂,内有大脑镰。在大脑镰前、后两端,可见三角形的上矢状窦。上矢状窦血栓形成时,造影剂增强检查此三角区的中心出现不强化区,称之为空三角征。关键结构有额内侧回、中央旁小叶和楔前叶。

四、经中央沟上部层面

此断层为Reid基线上方第13断层,经额骨和顶骨。关键结构有中央沟、额叶和顶叶等。

此断面主要为顶骨和大脑半球上部层面,枕叶位置较低,未出现,额叶与顶叶之间的界线为中央沟,故在断面上辨别中央沟对确认脑叶、脑沟和脑回具有重要意义。在横断面上根据以下6点可准确地辨别中央沟:①中央沟大部分(87%)为一不被中断的沟;②中央沟较深,均自脑断面外缘约中份处向后内延伸,弯曲走行,在其前方和后方可见中央前沟、中央后沟与之伴行;③一般中央前回厚于中央后回,中央前回处皮质厚度为4.5mm左右;④先通过位于大脑半球内侧面的扣带沟缘支辨认出中央旁小叶,再进一步辨认中央沟;⑤中央沟在大脑半球外侧面走行8～10cm;⑥大脑白质的髓型有助于辨认中央沟。在CT图像上,正常脑沟宽度不超过5mm。

五、经中央旁小叶下部层面

此断层为Reid基线上方第11断层,经额骨、顶骨和中央旁小叶。关键结构有中央前回、中央后回和中央旁小叶。

此断面通过扣带沟上方的中央旁小叶,大脑半球内侧面靠近中份是缘支,靠近前份的是中央旁沟,两者之间是中央旁小叶,其前后分别是额内侧回、楔前叶与楔叶。中央沟从脑断面外缘中段伸向后内,中央前、后沟较短与之伴行。根据大脑白质的髓型,中央沟的前方依次可见额上回、额中回和中央前回;中央沟的后方依次有中央后回、顶下小叶和顶上小叶。大脑镰位置居中,位于左右半球之间,其前后方可见上矢状窦的断面。

六、经扣带回上部层面

此断层为 Reid 基线上方第 10 断层,经扣带沟、扣带回和顶枕沟。关键结构有扣带回、额叶、顶叶和枕叶。

大脑半球内侧面的中部是扣带回,其前方为额内侧回,后方为楔前叶和楔叶。依据大脑白质的髓型,此断面上大脑半球外侧面由前至后依次为额上回、额中回、额下回、宽厚的中央前回、略窄细的中央后回、顶下小叶和顶上小叶。枕叶与顶叶的分界为顶枕沟。大脑镰位置居中,位于左右半球之间,呈矢状位,其前后方可见上矢状窦的断面。

七、经半卵圆中心层面

此断层为 Reid 基线上方第 9 断层,经胼胝体上方及扣带回下部。关键结构包括半卵圆中心和大脑镰。

此断面经胼胝体上方,大脑镰呈线状贯穿中线,位于左右半球之间,大脑镰的前、后方可见上矢状窦的断面。中线两侧是一个非常广泛的髓质区,被左右大脑半球髓质形成的半卵圆中心占据,大脑半球皮质和髓质分界明显。此处大脑半球的髓质成三种纤维:①投射纤维,连接大脑皮质和皮质下结构,呈扇形放射,称辐射冠;②联络纤维,连接一侧半球各皮质区,人脑的联络纤维极为发达,与投射纤维和连合纤维相比,其数量最大;③连合纤维,连接左、右大脑半球的相应皮质区。半卵圆中心的纤维主要为有髓纤维,故在 MRI T1 加权图像上呈高信号,在 CT 图像上为低密度。脑内的脱髓鞘病变,如多发性硬化、肾上腺脑白质营养不良以及脑结节硬化症等,常于该区出现单发或多发病灶。

大脑白质的髓型更加易于辨认,脑叶、脑沟、脑回的情况大致如下:大脑半球内侧面由前向后为额内侧回、扣带沟、扣带回、顶下沟、楔前叶、顶枕沟和楔叶。大脑半球外侧面由前向后依次为额上回、额中回、额下回、中央前回、中央后回、缘上回、角回和枕叶。

八、经侧脑室上部层面

此断层为 Reid 基线上方第 8 断层,经侧脑室上部和胼胝体干。关键结构为胼胝体干,侧脑室,尾状核。

侧脑室位于断面中部,中线的两侧呈"八"字形,分为前角、中央部和后角,可见其内侧的胼胝体和外侧的尾状核。尾状核紧贴侧脑室外侧壁,呈前大后小两个断面。胼胝体位居中线,在侧脑室之间,呈"T"形,"T"形的两横伸入半球髓质内形成额钳和枕钳,侧脑室前角之间的部分为胼胝体膝,后角之间的部分为胼胝体压部。

大脑半球内侧面被胼胝体分成前、后两部,前部由前至后为额内侧回和扣带回,后部由前至后为扣带回、楔叶和舌回。大脑半球外侧面的脑回由前至后依次为额上回、额中回、额下回、中央前回、中央后回、缘上回、角回和枕外侧回。

九、经第三脑室上部层面

此断层为Reid基线上方第7断层,经室间孔。关键结构有基底核、内囊、侧脑室和第三脑室。

侧脑室前角前部呈倒八字形的缝隙,向前外伸展,后部宽大位于透明隔的两侧,并经室间孔与第三脑室相连,透明隔的后方与穹隆柱相连。第三脑室呈纵向走行的裂隙状,后方为胼胝体压部。侧脑室前角的外侧壁为尾状核头,两侧前角之间为胼胝体膝。背侧丘脑呈团块状,位于第三脑室的两侧,前端为丘脑前结节,后端为丘脑枕。尾状核和背侧丘脑的外侧是">＜"形的内囊,在CT图像上,基底核和内囊清晰可辨。内囊外侧为豆状核壳的断面,壳的外侧为屏状核和岛叶,岛叶外侧的深沟为外侧沟,其内有大脑中动脉走行。后部的小脑幕呈"V"形,小脑幕与后方的大脑镰连接呈高脚杯状,杯内结构是小脑蚓。

大脑半球内侧面前部可见额内侧回和扣带回,大脑半球内侧面后部可见扣带回和舌回。大脑半球外侧面的脑回由前至后依次为额上回、额中回、额下回、中央前回、中央后回、缘上回、角回和枕外侧回。距状沟和视辐射出现是此断层的重要特点。在横断面上辨认距状沟较为困难,禽距为距状沟在侧脑室三角区后内侧壁上形成的隆起,易于辨认,是识别距状沟的标志。临床影像学检查脑萎缩时,其影像学表现可见脑沟加深,脑裂变宽,蛛网膜下隙明显增宽,脑室系统多呈对称性扩大等改变。

十、经松果体层面

此断层为Reid基线上方第6断层,经内囊、丘脑间黏合和上丘。关键结构有基底核、内囊和松果体。

尾状核头位于侧脑室前角的外侧,近似倒八字形,背侧丘脑为较大的灰质核团,居第三脑室两侧,其外侧有豆状核,呈三角形,两个白质板分隔其间,外侧大部称为壳,内侧两部合称苍白球,壳的外侧可见条纹状前后走行的屏状核,两者之间隔以外囊,屏状核的外侧是岛叶,两者之间隔以最外囊。尾状核、背侧丘脑与豆状核之间为内囊,可见内囊前肢位于尾状核头与豆状核之间,内囊膝位于豆状核内侧角的尖端,内囊后肢位于背侧丘脑和豆状核之间。第三脑室居两侧背侧丘脑之间,其后方为缰三角、缰连合、松果体和大脑大静脉池。脑叶、脑沟与脑回大致在同一断层,在颞叶可见皱叠的海马皮质被海马旁回所掩盖。

十一、经前连合层面

此断层为reid基线上方第5断层,经前连合和上丘。关键结构有前连合、中脑和小脑。

大脑断面前移,大脑外侧沟分隔前方额叶及后方的颞叶,前方的额叶位于大脑纵裂的两边,颞叶位于断层左右两侧,小脑断面在其后方出现。中脑居断面中央,其后部左右稍隆起者为上丘,中脑水管形似针孔样,位于顶盖的前方,黑质颜色较深,位于前外,红核位于其后内。前连合位于大脑纵裂和第三脑室之间,前连合左右对称,中部纤维聚集成束,两端分别向前、后发散,整体上呈"H"形。在MRI图像上,前连合是重要的标志性结构。侧脑室前角外侧可见尾状核,尾状核和壳部分相连,其外侧可见屏状核和岛叶。侧脑室下角位于颞叶内,略成弧形裂隙,前壁可见尾状核尾,后壁为海马。小脑断面增大似扇形,中间为小脑蚓,两侧为小脑半球,小脑幕呈"八"字形位于颞叶和小脑之间,前方邻近海马旁回、枕颞内侧回和枕颞外侧回。

十二、经鞍上池层面

此断层为Reid基线上方第4断层,经乳头体。关键结构有乳头体、中脑和小脑。

鞍上池位于断面中部,因切制基线的不同可呈四角、五角或六角星形,其前角连于纵裂池,两个前外侧角连于侧裂池,两个后外侧角延续为环池,其后角位于后缘中央,为脚间池。鞍上池内有时可见基底动脉,颈内动脉,大脑前、中、后动脉的断面。大脑前动脉位于鞍上池前缘,由此向纵裂池延伸;鞍上池前外侧角内有时可见颈内动脉的网形断面,双侧大脑中动脉的水平段呈条纹状,横行走行至外侧裂池内;鞍上池后缘可见基底动脉的圆形断面,由此向两侧发出左右大脑后动脉,大脑后动脉沿鞍上池后缘伸入环池;在此基础上与前后交叉动脉围成"大脑动脉环",此环镶嵌在鞍上池的周边。乳头体为一对近似网形的结构,位于中脑前方,靠近脚间窝。

鞍上池前方为左右半球额叶的断面,两侧为颞叶的断面,两者之间隔以外侧裂;鞍上池后方为中脑,小脑幕分隔颞叶和小脑,在其后外侧与横窦相连。

十三、经视交叉层面

此断层为Reid基线上方第3断层,经视交叉和漏斗。关键结构有视交叉、漏斗和第四脑室。

此断层中部可见鞍上池呈五角星状,由大脑纵裂池、外侧窝池、交叉池和桥池组成。池内可见视交叉、漏斗、大脑中动脉、基底动脉、后交通动脉和动眼神经,紧贴视交叉的两侧为颈内动脉的圆形断面。视交叉前方额叶的断面进一步缩小,可见内侧的直回和外侧的眶回;鞍上池两侧可见颞叶的断面,与额叶之间共同隔以蝶骨小翼和外侧沟;鞍上池的后方为脑桥,脑桥后方为小脑,两者之间连以粗大的神经纤维束,即脑桥后部发出左右小脑上脚伸入扇形的小脑内,为小脑中脚,其间可见第四脑室断面,小脑与颞叶之间隔以三角形的颞骨岩部和前方的小脑幕。杏仁体在钩的深面,居侧脑室下角的前方,三者之间的恒定关系可作为识别杏仁体的标志。

十四、经垂体层面

此断层为Reid基线上方第2断层,经垂体和蝶窦。关键结构有垂体、海绵窦、脑桥和小脑。

垂体位于断面前份中央,其前方有蝶窦,蝶窦断面分左右两部分,形态不规则。其前方可见额叶的小断面,额叶前方可见横行的骨性腔隙,即额窦,中间由骨板分隔。两者外侧为尖朝向后内的锥形眼眶,眶尖处连视神经管,可见视神经的断面。垂体两侧为海绵窦,海绵窦的外侧为颞叶,两者之间隔以海绵窦外侧壁,颈内动脉和眼神经于海绵窦外侧壁穿行。垂体后方为垂体柄和鞍背,脑桥位于鞍背后方,基底部宽阔隆起,基底动脉行于基底沟内,其两侧为颞骨岩部,呈锥体形,内部细小的骨性腔隙为乳突小房。小脑位于脑桥背侧,近似哑铃形,中线两侧的结构为小脑扁桃体。小脑与颞骨岩部之间可见乙状窦。

十五、经颈动脉管层面

此断层为Reid基线上方第1断层,此断面经蝶窦。关键结构有颈动脉管、蝶窦、额窦和筛窦。

蝶骨体占据断面中心部位,内部可见蝶窦断面,中间有矢状位骨板分隔。前部正中为前后走行的鼻中隔,鼻中隔两侧为大小不等、形态各异呈蜂窝状的筛窦,筛窦前方为额窦。鼻旁窦的两侧可见左右对称的圆形眼球断面位于锥形眼眶内,眼球后部正中的条索状断面为视神经,向眶尖走行,眶内侧壁与筛窦之间隔以菲薄的纸板,眶外侧壁由额骨眶突和蝶骨大翼构成,眶尖处为视神经管,紧贴眶的内、外侧壁可见呈"V"字形的内、外直肌断面,眶腔内可见眶脂体。蝶窦两侧依次可见颞叶、颞骨鳞部和颞肌的断面。蝶窦后壁为枕骨基底部,两侧与颞骨岩部相连,岩部内可见由前内至后外的颈动脉管和颈内动脉,岩部外侧的乳突部骨内可见乳突小房。颅后窝的形态呈葫芦形,有近似圆形的延髓和后方的小脑断面,两侧小脑外侧可见乙状窦的断面,其前端与颈静脉窝相连。

十六、经枕骨大孔

此断层为reid基线下方第1断层,经枕骨大孔。关键结构有下颌头、延髓和筛窦。

此断面前部正中可见条纹状的鼻中隔,两侧为大小不等、形态各异的筛窦。筛窦两侧为眶的断面,前方为网形的眼球,眼球两侧可见内、外直肌的断面。筛窦后方可见蝶窦和蝶骨大翼的断面,蝶骨大翼上可见卵圆孔和棘孔,分别有下颌神经和脑膜中动脉通过,外侧可见咀嚼肌断面。蝶窦后方为枕骨基底部和枕骨大孔,孔内可见圆形的延髓和后方的小脑扁桃体。枕骨基底部两侧可见颞下颌关节的断面。

经枕骨大孔层面的主要结构有额窦、筛骨垂直板、眼球、筛骨迷路、颞肌、眶下裂、蝶窦、棘孔和脑膜中动脉、下颌头、颈内动脉和颈内静脉、舌咽神经、迷走神经和副神经、椎动脉、小脑扁桃体、延髓、枕骨基底部和舌下神经管、关节盘、下颌神经、卵圆孔、蝶骨大翼、上直肌、外直肌、内直肌、泪腺和眶脂体等。

第二章

颅脑损伤

第一节　头皮损伤

一、概述

头皮损伤是外科急诊最常见的一种创伤,颅脑创伤时也多并发有头皮损伤。单纯的头皮损伤不会造成严重后果,但其损伤部位、类型和程度可为判断颅脑创伤的伤情提供一定的依据。根据头皮损伤的程度,临床上将其分为头皮擦伤、挫裂伤、撕脱伤和头皮血肿。需要早期和急诊处理的是头皮挫裂伤和撕脱伤。治疗上应遵循"清洁、探查、清创和闭合"的原则。对有头皮损伤的患者,均应考虑是否伴有颅脑创伤和其他部位伴发伤的可能性。婴幼儿头皮血肿常会带来严重的全身反应。

二、诊断思路

（一）病史要点

有头部外伤史。注意致伤物形状、打击方向等致伤因素。

（二）查体要点

1.疼痛

受伤局部疼痛明显。

2.头皮肿胀

中心常稍软,周边较硬。

3.头皮裂口

皮肤表面擦伤,头皮缺损,头皮内异物。

4.出血及贫血貌

头皮伤易出血,严重时可致贫血貌甚至休克。

(三)辅助检查

1.CT扫描

可见头皮软组织高密度肿胀影,可提示颅骨连续性是否完整,以及颅内损伤情况。

2.颅骨X线片

加摄切线位片可明确有无凹陷骨折。

(四)头皮损伤诊断标准

1.头皮损伤分类

(1)头皮血肿:根据血肿发生的部位不同,可分为皮下血肿、帽状腱膜下血肿和骨膜下血肿。皮下血肿位于皮下组织层,局限、无波动,由于血肿周围的组织受伤后肿胀、增厚,故触之有凹陷感,易误认为是凹陷性骨折,可拍摄血肿区切线位X线片鉴别。帽状腱膜下血肿位于帽状腱膜与骨膜之间,由于该层系疏松结缔组织,血肿极易扩散,可蔓延全颅,不受颅缝限制,触之有明显波动感。若血肿继发感染,则局部肿胀,触痛更加明显,并伴有全身感染症状。骨膜下血肿位于骨膜和颅骨之间,张力大,波动感不如帽状腱膜下血肿明显,血肿边界不超越颅缝。

(2)头皮挫裂伤:头皮挫伤和裂伤是两种不同的损伤,临床上常并发存在。头皮挫伤时,伤处及周围组织肿胀、瘀血、压痛明显,常有皮下血肿并发存在。头皮裂伤则属开放性损伤,伤口大小、形状和深度不一,出血较多,严重者短时间内即可休克。同时,伤口内常混有各种异物,也可能有头皮组织缺损。

(3)头皮撕脱伤:系指头皮大块自帽状腱膜下或连同骨膜一并撕脱所造成的损伤,包括部分撕脱和全部撕脱,是头皮损伤中最严重的。其特点是失血多,易感染,常因大量失血及疼痛而发生创伤性休克。

2.鉴别诊断

头皮血肿常需与凹陷骨折相鉴别,后者在CT骨窗相或颅骨切线位X线片有明显骨折线。

三、治疗措施

对创口和创面的清创术要尽早、彻底。

(一)头皮血肿

通常不需特殊处理,可待其自行吸收。头皮血肿早期予以冷敷,以减少出血,24~48小时后改热敷,促进血液自行吸收。若疼痛剧烈,可适当给予止痛药,如散利痛1片,每日3次,口服。预防感染可口服抗生素,如头孢呋辛0.25g,每日1~2次。围术期用抗生素头孢曲松2.0g,静脉滴注,每日1次。有皮肤破损者,术后肌内注射破伤风抗毒素1500U。一般较小的血肿吸收时间为1~2周,巨大的血肿可达4~6周。适当加压包扎可阻止血肿扩大。对广泛性巨大血肿,可对血肿进行穿刺抽吸并加压包扎,包扎应切实可靠,时间不短于3天,酌情予以抗生素防治感染。对小儿及年老体弱的患者,注意防治贫血和休克,必要时予以输血。

(二)头皮挫裂伤

应尽早清创缝合,细致探查伤口,彻底清除头发、泥土、玻璃等异物,剪除破碎失活的头皮组织。探查时如发现脑脊液或脑组织溢出,即应严格按开放性颅脑创伤处理。由于头皮组织血运丰富,清创缝合时间可放宽至24小时内。对伴有头皮损伤且缝合困难的患者,应根据缺损的大小、形状分别处理。一般通过潜行分离伤口两侧帽状腱膜下层使之松解后,即可闭合伤口;对有较大缺损的伤口,利用"S、Z、Y"等形状切口,亦可使伤口闭合;若缺损过大,可采用转移皮瓣进行闭合。涉及额面部的伤口,应使用小缝针,4~6个"零"的缝线,运用美容、外科缝合技术,以期达到美观的目的。常规应用TAT,给予抗生素防止感染。酌情予以止痛、镇静等对症处理。

(三)头皮撕脱伤

随着现代社会的发展,头皮撕脱伤已很少见,但一旦发生,早期的急救措施,包括止血、抗休克、镇静止痛等处理,尤为重要。患者情况稳定后,尽早清创、闭合创面是治疗的关键。对撕脱的皮瓣,应尽力采用显微外科技术吻合小血管,至少包括1支小动脉和1支小静脉,使皮瓣成活,达到最佳治疗效果。若无吻合条件,可将撕脱的皮瓣制成中厚皮片植于骨膜上,加压包扎。如皮瓣挫伤破损严重或明显污染而不能利用时,在伤口早期处理后,择期行游离植皮闭合创面。在上述措施无效或伤口暴露时间过长的情况下,可在颅骨上多处钻孔,待肉芽长出后进行植皮。治疗中应注意观察皮瓣或皮片的状况并及时处理。加强抗感染治疗和护理,注意改善患者的一般情况。

四、预后评价

头皮损伤预后与多种因素有关,如年龄、一般情况、损伤类型等。单纯头皮血肿,挫裂伤未感染及无异物残留者能达到一期愈合。若延误清创时间,且头皮挫裂伤严重甚至有缺损感染者则愈合较差。

五、最新进展

头皮因有特殊结构和血供丰富,具有自身保护功能,因而损伤后很少感染,较易愈合。须注意有无并发颅骨骨折和颅内损伤,CT扫描及X线切线位摄片尤其重要。在伤口处理上,重要的是对创口和创面的清创术,要求尽早、彻底。对头皮缺损,近年来各具特色的带蒂皮瓣移植被广泛应用,以及新材料被采用,显著改善了患者的治疗结果。

第二节 颅骨骨折

一、概述

颅骨骨折是因暴力作用于头颅,使颅骨变形超过其弹性限度而产生的颅骨连续性中断。在闭合性颅脑损伤中约占15%,在重型颅脑损伤中约占70%。若暴力强度大、作用面积小,常致颅骨局部变形,产生凹陷骨折,所伴脑损伤也较局限;若暴力强度小而作用面积大,多数发生线形骨折或粉碎性骨折,伴发的脑损伤亦较广泛。颅底复杂的骨结构使骨折具有特殊的表现。颅骨骨折治疗的重要性在于颅内结构的损伤。

二、诊断思路

(一)病史要点

有头部外伤史。询问患者暴力作用的方向、速度和受力范围。

(二)查体要点

颅骨骨折的临床表现主要是受伤部位头皮软组织的外伤表现,以及由骨折造成的血管、脑组织、神经等损伤的表现。根据骨折部位、性质的不同,临床表现也各有特点。

1.颅盖骨折

骨折部位可出现肿胀、瘀血、压痛和头皮血肿等软组织损伤表现。骨折线通过脑膜中动脉沟、矢状窦和横窦时,容易损伤这些血管,造成硬膜外血肿,出现急性颅内压增高和神志改变等脑组织受损征象。凹陷性和粉碎性骨折者,则可能产生局部脑受压或脑挫裂伤,出现偏瘫、失语、癫痫发作等脑功能障碍的表现。亦可造成颅内血肿,出现颅高压、意识障碍和各种神经体征。

2.颅底骨折

(1)前颅凹骨折:可有额部软组织损伤的表现。出血进入眶内,可见眼睑和结膜下瘀血,即所谓"熊猫眼"或"眼镜"征。骨折线通过额窦或筛窦时,造成鼻出血或脑脊液鼻漏。当气体由破损的鼻旁窦进入颅腔内,则产生外伤性颅内积气。嗅、视神经损伤则有嗅觉丧失、视力下降等表现。

(2)中颅凹骨折:常伴有面神经和听神经的损伤,出现周围性面瘫、听力减退、眩晕等症状。骨折累及蝶骨时,会造成脑脊液鼻漏。岩骨骨折时,脑脊液经中耳和破裂的鼓膜流出,形成脑脊液耳漏。血液或脑脊液亦可经咽鼓管流向口和鼻腔。骨折经过蝶骨,损伤颈内动脉,形成颈内动脉-海绵窦瘘时,临床表现为头部或眶部的连续杂音、搏动性突眼、眼球活动受限和视力减退。少数患者因颈内动脉损伤造成致命性出血,大量鲜血自口鼻流出而危及生命。动眼神经、滑车神经、展神经和三叉神经第一支损伤时,则有瞳孔散大、眼球运动受限、前额部感觉障碍,即"眶上裂综合征"的表现。动眼神经损伤时,应注意和颅内血肿等引起的瞳孔改变进行鉴别。

(3)后颅凹骨折:可在枕下或乳突部发现皮下瘀血(Bathe征),但常出现在数小时或数天后。吞咽困难、声音嘶哑则提示后组脑神经损伤。后颅凹骨折常伴脑干损伤,病情较为严重。

(三)辅助检查

1.常规检查

(1)CT扫描:不仅可了解骨折情况,还可了解脑损伤及出血状况。

(2)头颅X线片:判断骨折线走向及骨折范围。

(3)MRI扫描:可明确脑干及脊髓处的损伤。

2.实验室检查

收集耳鼻流液的常规检查,细胞计数及糖、蛋白、氯化物定量判断是否符合脑脊液,是否伴有颅内感染。

(四)诊断标准

1.颅盖骨折

以顶骨、额骨居多,枕骨、颞骨次之。

(1)线形骨折:注意有无并发脑损伤及颅内出血表现。

(2)凹陷骨折:常见于额顶部,幼儿多见,重点要了解凹陷范围及深度。

(3)粉碎骨折:注意骨折片的分布,脑损伤的程度。

2.颅底骨折

诊断主要依靠临床表现,X线片难以显示颅底骨折,CT扫描利用颅底重建显示颅底骨折,对诊断有重要价值。

(1)前颅窝底骨折:骨折线经过眶板、筛板、蝶骨平台等处。以"熊猫眼征"及脑脊液鼻漏多见,可伴嗅觉及视觉障碍。

(2)中颅窝底骨折:骨折线常经过颞骨岩部、蝶骨翼等。多有脑脊液耳漏,耳后皮肤瘀斑及动眼神经、滑车神经、三叉神经、展神经、面神经、耳蜗前庭神经损伤。

(3)后颅窝底骨折:骨折线常经过颞骨岩部、乳突部和枕骨等处。多见乳突部瘀斑及后组脑神经损伤表现。

另外,按骨折处头皮或硬脑膜是否破损分为闭合性与开放性骨折。

三、治疗措施

主要对因骨折造成的脑膜、脑、脑神经、血管损伤进行治疗。

(一)一般治疗

单纯线形骨折只需对症治疗,无须特殊处理,密切观察病情变化,及时复查CT,排除颅内血肿。颅底骨折本身无须特殊手术处理,应平卧,头高位,避免擤鼻,促其自愈,切忌填塞鼻腔、外耳,保持鼻腔和外耳的清洁。

(二)药物治疗

重点对开放性骨折应用抗生素,选择广谱及抗厌氧菌抗生素,应用的抗生素要足量、时间足够长。另外选择抗癫痫药物治疗,如苯妥英钠0.1g,每日3次,口服。

(三)手术治疗

1.手术指征

(1)凹陷骨折深度超过1cm;凹陷处有脑功能区,出现偏瘫、癫痫;凹陷面积大,致颅内压增高。

(2)开放性粉碎凹陷骨折。

(3)颅底骨折患者视力进行性下降;经非手术治疗1个月以上仍有脑脊液漏或反复发生颅内感染的患者。

2.术前准备

头颅摄片了解骨折程度,配血做好输血准备。

3.手术方式

在全身麻醉下行凹陷骨折撬起复位。若骨折呈粉碎凹陷,刺入脑膜,则尽可能摘除碎骨片,探查硬膜下及脑组织,清除血肿及异物,严格止血,修补硬膜。对刺入矢状窦及脑深部的碎骨片,若无充分准备,不可勉强摘除。颅底骨折行经额视神经管减压术,经额、鼻蝶、枕部硬膜外或硬膜下施行脑脊液漏修补等手术。

四、预后评价

颅骨骨折的预后主要与骨折部位是否为开放伤有关。单纯线形骨折及简单凹陷骨折无须手术,单纯颅底骨折预后较好。若骨缺损较大或伴有骨感染,患者预后较差。对骨缺损较大者可行二期颅骨成形术。

五、最新进展

颅骨骨折较为常见。颅骨骨折的重要性不在于骨折本身,而在于骨折造成颅内重要结构的损伤。除少数开放性、凹陷、粉碎性骨折需手术治疗外,大部分骨折患者不需要特殊治疗。颅底骨折患者伴脑脊液漏和气颅时,预防感染十分重要。

第三节　脑震荡

一、概述

脑震荡为轻度颅脑损伤引起的一组综合征。特征是伤后短暂意识障碍,醒后伴发逆行性遗忘。近来研究发现脑震荡患者在脑细胞形态、传导功能及代谢、脑血流方面有改变,并不是单纯的短暂脑功能性障碍。

二、诊断思路

(一)病史要点

有明确外伤史。伤后短暂意识障碍,大多不超过30分钟。期间可出现面色苍白、呼吸浅、脉搏弱的表现,有头痛、头晕、恶心、呕吐、畏光、耳鸣、失眠、乏力等症状。有逆行性遗忘,患者清醒后不能回忆起受伤经过。

(二)查体要点

一般无神经系统阳性定位体征。

(三)辅助检查

CT扫描显示颅内无脑实质、脑室和脑池结构改变。

(四)诊断标准

主要以外伤史、伤后短暂意识丧失、逆行性遗忘、无神经系统阳性定位体征为主要临床表现。轻度脑挫伤与本病临床表现相近,但CT上常有点片出血及脑水肿带,腰穿压力增高,脑脊液可见红细胞。

三、治疗措施

(一)一般治疗

卧床休息3~5天,注意观察意识状况及头痛等症状改变,减少外界刺激,减少脑力活动。

(二)药物治疗

镇痛可用罗通定,口服,10mg,每日3次;镇静可选安定(地西泮),每次5mg,口服;改善记忆力可用思尔明,10mg,每日2次,口服。

(三)高压氧治疗

有条件时可进行高压氧治疗,全面改善身体不适症状,提高生活质量。

四、预后评价

脑震荡是脑损伤中最轻的一类。大多数患者经积极的休息、心理疏导、相应的药物治疗,2~3周逐渐恢复正常,预后较好。影响预后的主要因素有年龄、性别、性格、知识层次和周围环境。

五、最新进展

脑震荡不是一个简单的短暂性脑功能紊乱,它存在病理性、脑代谢性异常改变,临床表现多样化。治疗上采用积极态度缓解精神紧张及畏病心理,选用相应药物治疗,大多可取得良好治疗效果,少数患者因精神因素或迟发损害可使其症状长期存在或反复出现而影响预后。

第四节　脑挫裂伤

一、概述

脑组织受暴力打击在颅腔内滑动、碰撞、变形,或由剪切力引起的脑挫伤和脑裂伤,统称为脑挫裂伤。多发生在受力部位和对冲部位。损伤灶可见脑组织碎裂、坏死、水肿、出血。颅内高压、低血压和低氧血症可加重脑损害。3周后出血吸收、水肿消退、脑组织软化,出现胶质瘢痕及脑瘢痕灶。脑挫伤分轻、中、重和特重型,损伤越重,抢救和治疗不及时、不规范,致残率和死亡率越高。

二、诊断思路

(一)病史要点

有头部直接或间接外伤史。伤后即昏迷,持续时间长短不一,一般超过30分钟。醒后有头痛、恶心、呕吐的表现。

(二)查体要点

1.意识障碍明显、持续时间较长

患者伤后昏迷比较深,持续时间短者数小时或数日,长者数周至数月,有的为持续性昏迷或植物生存,个别昏迷数年直至死亡。

2.有明显的神经损伤后定位体征

由于脑组织的破坏、出血、缺氧等损害不同部位(除某些"哑区"外),脑挫裂伤后常立即出现与损伤的部位和程度相应的体征。常见的有瞳孔散大、单瘫、偏瘫、情感障碍、失语、偏盲、局灶性癫痫、感觉障碍、单侧或双侧锥体束征等。

3.颅内压增高症状

轻度局灶性脑挫裂伤患者颅内压变化不大,严重者发生明显脑水肿、脑肿胀等,颅内压随之增高,出现剧烈头痛和喷射性呕吐,伴有血压升高,脉搏洪大而慢,治疗不力最终可导致脑疝,进而死亡。

4.生命体征变化常较明显

可出现高热或低温,循环与呼吸功能障碍,以及血压的波动,其中以脑干损伤或下丘脑损伤时最为突出。单纯闭合性脑损伤时患者很少发生休克,但如并发多处创伤,或闭合性脑损伤有头皮、颅骨或矢状窦、横窦伤引起大量外出血,以及脑干伤特别是脑干内有出血的患者易发生休克。

5.脑膜刺激症状

脑挫裂伤常并发外伤性蛛网膜下隙出血,过多的红细胞及其破坏后形成的胆色素混杂在脑脊液内引起化学性刺激,造成患者头痛加重、恶心、呕吐、颈项强直及克氏征阳性等。

6.癫痫

在伤后短时间即可发生,多见于儿童,常表现为大发作或局限性发作两种。可发生在伤后数小时内,也可发生在伤后1~2日内,晚期出现的癫痫,多归因于脑损伤部位的瘢痕。

(三)辅助检查

1.常规检查

(1)CT扫描:可清楚脑挫裂伤灶部位、程度,以及出血、水肿情况,还可通过颅内结构改变来判断颅内压是否增高。CT复查还可发现某些迟发性改变。

(2)颅骨平片:不仅了解骨折状况,还可推断颅内伤情。

(3)MRI:作为对CT检查的补充。对微小病灶、早期缺血及小血肿演变的显示有优势。

2.其他检查

(1)腰椎穿刺:了解颅内压可行脑脊液检验,并可适当引流血性脑脊液。颅内压增高者,谨慎选择。

(2)脑电生理检查:脑电图及诱发电位监测可用于判断脑损伤程度及预后。

(3)颅内压监测:用于评估脑挫裂伤程度,提示有无继发性损伤出现,并指导治疗。

(4)血、脑脊液生化检查:血糖及垂体激素测定可用于预后判断。

(四)诊断标准

根据外伤患者意识改变,有神经系统阳性定位体征,结合头部影像学检查可做出定性、定位诊断。

1.按伤情严重程度分型

(1)轻型:指单纯性脑震荡伴或不伴颅骨骨折。

(2)中型:轻度脑挫裂伴或不伴颅骨骨折,蛛网膜下隙出血,无脑受压。

(3)重型:广泛颅骨骨折,广泛脑挫裂伤及脑干损伤或颅内出血。

(4)特重型:重型中更急更重者。

2.按格拉斯哥昏迷量表(GCS)评分分型

(1)轻型:13~15分,伤后昏迷30分钟以内。

(2)中型:9~12分,伤后昏迷30分钟至6小时。

(3)重型:3~8分,伤后昏迷6小时以上,或在伤后24小时内意识恶化再次昏迷6小时以上。其中3~5分为特重型。

3.鉴别诊断

（1）脑震荡：昏迷时间较短，常在30分钟内，CT检查阴性，腰穿无血性脑脊液。

（2）颅内血肿：意识障碍逐渐加重，常有定位体征。CT及MRI可判断出血状况。

三、治疗措施

轻、中型患者尽可能选择非手术治疗，保留残存脑功能，重型患者适合手术的应尽早、尽快手术，挽救生命。

（一）一般治疗

1.侧卧、床头抬高15°～30°，加强生命体征监测。

2.保持呼吸道通畅，昏迷深或气道分泌物多，口咽积血者宜行气管切开，吸氧、吸痰等治疗。

（二）药物治疗

补液量适当，不可过多过快补糖。防消化道应激性溃疡，常用质子泵抑制剂奥美拉唑40mg静脉滴注，每日2次。判明躁动、高热、抽搐原因，予以镇静冬眠低温治疗。可予复方冬眠合剂50～100mg，肌内注射，每日2～3次。降颅内高压，常用20%甘露醇，每次1.0～2.0g/kg，快速静脉滴注，每日2～4次，长期使用或老年患者注意肾功能改变；呋塞米每次0.5～2.0mg/kg，肌内注射，每日2～4次，可与甘露醇交替使用，需注意血液电解质变化；地塞米松10～15mg，静脉滴注，每日1～2次，3天后减量，1周后停药；人血白蛋白10g，静脉滴注，每日1～2次。防止脑血管痉挛，常用尼莫地平10mg，静脉滴注，每日1～2次，10天为一疗程。应用改善脑代谢及神经营养药，常用胞磷胆碱、活血素、神经节苷脂等。改善微循环可适当采用抗凝药、血稀释及提高血压等方法。

（三）手术治疗

1.手术指征

（1）意识障碍逐渐加重，出现脑疝危象。

（2）脑挫裂伤严重，经降颅压药物治疗无效，颅内压监护压力超过30mmHg（1mmHg≈0.133kPa）。

（3）继发颅内出血量在40mL以上，占位效应明显。

2.手术方式

开颅清除碎裂失活脑组织，清除血肿，放置引流，或行去骨瓣减压，颞肌下减压术。

3.术后处理

须监测生命体征及颅内压，应定期复查CT。

四、预后评价

重型脑损伤死亡率一般为17.6%～41.7%,轻、中型脑挫裂伤死亡较少。脑挫裂伤的预后与多种因素有关,如年龄,有无并发症,休克,继发性损伤轻重,诊治是否及时及并发症的处理等。经积极正确的治疗,目前重型脑挫裂伤死亡率已降至15%～25%,同时致残率也大大下降。

格拉斯哥预后分级(GOS)提出的伤后半年至1年患者恢复情况分级作为预后评价标准被普遍采用。

五、最新进展

脑挫裂伤治疗主要是治疗脑损伤后继发性病理改变导致的脑缺血、缺氧、颅内压增高及脑疝。首先给每个患者做出伤情评估,选择完整监护治疗措施,尤其是颅内压监护和CT扫描动态监测。轻、中型患者尽可能选择非手术治疗,保留残存脑功能,重型且适合手术的患者,应尽早、尽快手术,并尽可能细致手术,减少术后脑膨出和癫痫的发生机会。近年来亚低温越来越广泛地被用于治疗重型脑损伤,提高了抢救成功率,但注意治疗时间窗(伤后越早越好)和降温、复温过程(镇静剂、肌松剂、呼吸机配合)细节处理。同时,强调正确使用激素、脑保护剂、脱水剂和钙拮抗剂。

病情监测和预后评估目前有以下几项客观指标。

(一)GCS法

该方法简单易行。GCS积分越低,预后越差。入院后三天GCS积分递降至3分者,均告不治。

(二)颅内压监测

若经治疗后颅内压仍大于40mmHg,预后不佳,死亡率和病残率明显增高。

(三)诱发电位监测

常用体感诱发电位(SEP)、视觉诱发电位(VEP)、听觉诱发电位(AEP),若AEP和SEP正常,VEP消失,反映大脑半球功能障碍。若AEP、SEP和VEP均消失,表明全脑功能障碍,用该法估计严重脑损伤预后精确度达80%以上。

(四)心肺功能监测

一旦出现心功能衰竭和呼吸功能衰竭,预后极差。

(五)CT扫描动态观察

不仅可发现迟发性病变,也可客观判定疗效。若发现脑池消失,中线结构移位>9mm,

提示有脑弥漫性损害,70%以上患者预后不良。

(六)血液及脑脊液中的活性物质测定

如垂体激素、内皮素测定也有助于判断预后。

第五节　弥漫性轴索损伤

一、概述

弥漫性轴索损伤(DAI)是近年来才被认识的一种原发性脑损伤,过去通常把它看成弥漫性脑挫裂伤或脑干损伤。在CT与MRI问世以前,DAI仅是病理学家在颅脑损伤病理解剖时发现的一种病理变化,很难做到临床诊断。该损伤有自身特点,不同于一般局限性脑损伤,下面做一介绍。

弥漫性轴索损伤多见于交通事故伤、坠落伤、有回转加速暴力病史,颜面部骨折。由于脑外伤后脑组织本身加速、减速程度上的差异而产生的力偶作用,造成广泛白质的损伤与变性等。

二、病理生理

主要损伤脑的中轴及其邻近结构,如脑干、胼胝体、基底核区及第三脑室周围。组织学变化为脑白质纤维广泛损害。轻者轴膜折损,轴浆流动中断,轴索水肿;重度轴索断裂,其后轴索回缩呈球状,这个过程需12～16小时。损伤早期,轴索近端出现小芽呈现再生现象,损伤后期如无细胞架断裂,部分神经功能可能恢复。轻度的轴索损伤可表现为仅仅是功能上的改变,而重度的轴索损伤则有严重的临床症状,预后不良。

三、临床表现

轻度弥漫性轴索损伤的临床表现与脑震荡相似,故目前有些学者已将脑震荡归类于弥漫性脑损伤。严重弥漫性轴索损伤的患者伤后立即出现意识障碍,昏迷时间超过24小时,严重时一直昏迷至植物状态。有学者将DAI分为高颅压型和非高颅压型,后者又分为脑干损伤型和大脑损伤型。高颅压型往往并发有局灶型脑损伤,常伴有弥漫性脑肿胀,病情发展快。常出现一侧或双侧瞳孔散大。脑干损伤型除昏迷外,以瞳孔变化、双侧肌张力增高、病理反射阳性、呼吸不规则、患者呈去皮质状态为多见。大脑损伤型除昏迷外,多无占位效应,无颅内压增高。

四、诊断

DAI的确定诊断只能依靠组织学检查,但由于CT和MRI的普遍应用为临床诊断提供了影像学依据,诊断主要依赖于病史、临床表现与辅助检查,标准如下:①头部外伤后立即昏迷,GCS>8分,且昏迷时间超过6小时,伤后无中间清醒期;②伤后CT检查表现为大脑半球皮质和髓质交界处,基底核内囊区域、胼胝体、脑干或小脑有一个或多个直径≤2cm的出血灶,或为脑室内出血及急性弥漫性脑肿胀,但中线结构移位不明显,多小于2mm。

五、早期处理

弥漫性轴索损伤和严重脑挫裂伤患者类似,如有条件尽可能在急诊ICU内进行抢救。在条件允许情况下尽快行头颅CT检查,以明确诊断。

六、治疗

目前虽然DAI无特殊的治疗方法,但积极的综合性治疗可减少轴索的损伤范围和程度,避免出现继发性脑损伤和并发症。在治疗上应注意以下几个方面:①密切观察病情,对生命体征及神经系统体征进行动态观察;②保持呼吸道通畅,早期做气管切开,使$PaCO_2$维持于30mmHg,PaO_2不低于80mmHg;③药物治疗,常规应用止血剂、抗生素、维生素C、B族维生素、能量合剂及神经细胞代谢药物,适当补充水和电解质,防止发生紊乱;④降低颅内压,甘露醇的应用与激素疗法;⑤降低肌张力,控制脑干损伤症状和癫痫发作;⑥积极的营养支持;⑦降温治疗,伤后早期使用亚低温头部降温;⑧早期高压氧治疗;⑨并发症处理,如感染、呼吸功能衰竭、急性肾衰竭、应激性溃疡;⑩手术治疗,对于伴有颅内血肿或出现脑疝者应手术清除血肿并去骨瓣减压。

第三章

脑血管疾病

第一节　脑出血

脑出血分外伤性和非外伤性两种,前者已在颅脑外伤中介绍,后者又称原发性或自发性脑出血,系指颅内或全身疾病引起脑实质内出血。引起非损伤性脑出血的原因很多,但以高血压性脑出血最常见,占总数的40%～50%。由于高血压性脑出血有其固有的特点,本节以其作为代表,重点进行介绍,并对其他原因引起的脑出血在鉴别诊断中进行讨论。

一、流行病学

由于我国尚未建立脑卒中数据库或发病报告系统,以及全国范围流行病学调查,脑卒中死亡率、发病率和患病率及流行趋势等资料或为局部地区或为研究机构、医院报告。据统计,脑卒中患病率为2.5%～3.2%。在脑卒中里,脑梗死占62.4%;脑出血占27.5%,自发蛛网膜下隙出血占1.8%,其余为难分类人群。

脑出血30天的病死率取决于出血的部位和大小。发病4个月内病死率为35%～52%,在6个月内功能恢复,生活独立的患者仅有20%。在神经内、外科监护室治疗的患者其病死率可下降到28%～38%,而普通监护室的病死率为25%～83%。发病30天内死亡的独立预测因素有出血量多,GCS评分低,年龄>80岁,幕下出血,以及合并脑室内出血。合并脑室出血的比例是36%～50%。合并脑室出血者病死率为43%,未合并脑室出血的患者只有9%的病死率。对此类患者而言,脑积水是早期死亡的独立预测因素。

二、病因和发病原理

(一)病因

1.非损伤性脑出血病因

脑出血80%～85%是原发性出血。原发性脑出血的病因主要是高血压,淀粉样变次之。

2.继发性脑出血原因

动脉瘤、动静脉畸形、口服抗凝药、抗血小板、血液疾病、肝脏疾病、肿瘤、外伤、血管炎、烟雾病、静脉窦血栓形成、子痫和子宫内膜异位症。

(二)危险因素

男性和女性发病率之比为1.5∶1,好发于中老年人,65～74岁组的发病率为35～44岁组的27倍。酗酒和高血压的相对危险性分别是3.36和3.68,嗜烟和糖尿病也增加出血危险。携带载脂蛋白E4等位基因者发生脑出血的死亡率高。

基于人口学的研究发现,高血压、年龄、遗传、吸烟、饮酒、胆固醇水平过低者易发生脑出血。高胆固醇者发生脑出血的危险低,但是他汀类药物治疗并未增加出血的风险。吸烟者发生脑出血的风险增加2.5倍;体重指数增加与脑室出血体积的增加相关;一次大量饮酒可诱发出血发作。口服抗凝治疗者发生出血的风险增加8～11倍。

(三)发病机制

高血压脑出血多发生在脑内大动脉直接发出的穿通小动脉(直径100～200μm),如大脑中动脉的豆纹动脉、丘脑穿通动脉、基底动脉的脑桥穿通支、小脑上动脉和小脑前下动脉等。这些小动脉不像皮质动脉有分支或侧支通路,可分流血液和分散承受血压;相反,它们是管壁薄弱的终末支,以90°角从粗大的脑动脉分出和进入脑实质内。因此,它们承受较多的血流和较大的压力。在高血压长期影响下,这些小穿通动脉管壁的结缔组织发生透明变性,管壁内弹力纤维断裂;同时因伴有动脉粥样硬化使管腔狭窄、扭曲,血管阻力增大,血管的舒缩功能减退,甚至局部产生粟粒状微型动脉瘤。此外,慢性高血压患者的脑血流自动调节代偿功能常丧失。当患者情绪波动或从事体力活动时,血压突然升高,引起血管壁破裂而导致出血。近来发现脑淀粉样血管病是非高血压脑出血的重要原因,由于脑内β淀粉样蛋白生成增加或清除障碍,导致脑小动脉和毛细血管发生淀粉样变,使管壁脆性增加,容易出血。

三、病理和病理生理

高血压性脑出血好发于大脑半球深部的基底节,约占脑出血的2/3,其中最多见的是壳核(占总数的44%),其次为大脑皮质下或脑叶(15%)、丘脑(13%)、脑桥(9%)、小脑(9%)等。大脑皮质下和壳核出血,患者耐受量较大,出血量可达50~60mL,丘脑、脑桥和小脑出血早期即引起较严重的神经功能障碍。脑实质内出血量大时,可沿神经纤维向四周扩散,侵入内囊、丘脑、脑干,可破入脑室或蛛网膜下隙。血肿可引起脑室受压或移位,发生脑疝。脑淀粉样血管病引发的脑出血多发生于脑叶,且多发,以顶叶多见,基底节、脑干和小脑少见。

脑出血后随时间的延长血肿扩大的发生率逐渐下降。有学者提出了早期血肿扩大的概念,由于CT扫描角度等影响因素,其将血肿扩大定义为较原体积增加33%以上。此概念被广泛采用,成为判断血肿扩大的普遍标准。在其研究的103例发病3小时内的患者中,26%的患者在发病4小时内血肿扩大,还有12%在接下来的20小时内血肿扩大。而血肿扩大与神经功能恶化存在直接的联系。目前研究认为在发病48小时内是血肿扩大的最危险时段,随着时间的推移,其发生率逐渐下降。

血肿扩大的预测因素最重要的是发病与第一次CT的时间。其次有最初血肿的大小、血肿不规则、动脉高压、高血糖、酗酒、低纤维蛋白原血症、肝脏疾病。分子标记物有:血肿扩大患者血浆中IL-6,TNF-α,MMP-9,c-Fn(细胞纤维连接蛋白)的浓度明显增高($P<0.001$)。c-Fn是脑出血血肿扩大的最主要的预测因素,血浆c-Fn$>6\mu g/mL$,早期血肿扩大的危险性增加92倍,c-Fn的水平和血肿扩大的百分数高度相关。

另外,血压,病变血管的直径,管壁、脑血管自动调节功能,止血系统功能,出血灶周边脑实质的结构特性等也影响血肿量。少数患者再出血发生在不同部位。出血的部位、速度与出血量影响患者的临床表现。小出血可沿脑组织界面扩大,呈分离或非破坏脑组织形式。因此,小出血对神经功能影响较少,出血吸收后神经功能障碍多能恢复。相反,大出血对神经组织破坏大,可引起颅内压增高。虽然颅内压达到血压水平时,可使出血停止,但是在此之前常已引起脑疝,危及患者生命。脑水肿、脑血流和脑代谢等的变化也在病变发生发展中起重要作用。出血可破入脑室、蛛网膜下隙,可引起脑积水。脑干受压、推移或扭曲、脑干原发或继发性出血是致死的主要原因,一般基底节血肿量$>85mL$或血肿量超过脑容量6%,小脑血肿直径$>3cm$,如不治疗,预后不良。

血肿一旦形成,随时间推移,可发生不同时期的病理变化:出血7~10天,血肿内容呈果酱状血块或未完全凝固的血液,周围脑实质被分离、推移而呈软化带。由于出血和脑水肿造成脑局部回流障碍,脑软化带常有点状出血。出血侧半球水肿、肿胀,可引起该侧脑室变性和向对侧移位,血肿周边毛细血管形成、巨噬细胞浸润等。出血后 2~3 周,血块液化,变为棕色易碎的软块,液体成分增多。血肿存在时间愈久,其内容的颜色愈淡,质地稀薄,最后变成草黄色液体。血肿周围组织水肿和斑点状出血消失,代之胶质和结缔组织增生,逐渐形成一层假性包膜,其内侧壁因有血红蛋白分解产物含铁血黄素沉着而呈黄褐色,可保留数月至数年不褪色。少数血肿可机化,囊壁可见钙质。上述这些变化,可引起血肿不同时期的 MRI 表现。

四、临床表现

脑出血发病突然,常无先兆。常见诱发因素有情绪波动、体力劳动、饭后、酒后、性生活、用力排便和气候变化等,也可无任何诱因。患者常突感头痛、头胀,随之呕吐,可很快出现意识和神经功能障碍,并进行性加重。脑叶出血者常表现为癫痫,可在发病时或病程中发生。发病时血压常明显升高。不同出血部位的临床表现如下。

(一)基底节出血

偏瘫或轻偏瘫、偏身感觉障碍和同向性偏盲("三偏"),均发生于出血灶的对侧。这是因为血肿压迫了内囊。患者双眼向病变侧凝视,可有局灶性抽搐和失语(优势半球出血)。随着出血量增多,患者意识障碍加重,出现颅内压增高症状,甚至出现小脑幕裂孔下疝,引起呼吸和循环衰竭,从而导致死亡。

(二)脑叶出血

头痛明显。如出血位于脑中央区,有偏瘫、偏身感觉障碍,特别是辨别觉丧失。如出血在枕顶叶,可有同向偏盲。如发生在额叶,可有强握、吸吮反射,排尿困难,淡漠和反应迟钝。如有抽搐多为局灶性并限于偏瘫侧。优势半球出血者尚有失语、失读、记忆力减退和肢体失认等症状。

(三)丘脑出血

临床表现似壳核出血,但有双眼垂直方向活动障碍或双眼同时向上或向下凝视,瞳孔缩小。患者长期处于滞呆状态。如血肿阻塞第三脑室,可出现颅内压增高症状和脑积水。

(四)脑桥出血

发病后患者很快进入昏迷状态。出血常自一侧脑桥开始,表现为出血侧面瘫和对侧肢体迟缓性偏瘫(交叉性瘫痪)。头和双眼转向非出血侧,呈"凝视瘫肢"状。出血扩大并波及两侧脑桥,则出现双侧面瘫和四肢瘫痪,后者多为迟缓性,少数为痉挛性或呈去大脑强直,双病理征阳性,眼球自主活动消失,瞳孔缩小,呈针尖样,对光反应迟钝或消失,此征见于1/3患者,为脑桥出血特征症状,由脑桥内交感神经纤维受损所致。持续高热(≥39℃)是因出血阻断丘脑下部对体温的调节。由于脑干呼吸中枢受影响,常出现不规则呼吸和呼吸困难。如双瞳孔散大,对光反应消失,呼吸不规则,脉搏和血压异常,体温不断上升或突然下降,均表示病情危重。

(五)小脑出血

大多数患者有头痛、眩晕、呕吐,伴共济失调,站立时向患侧倾倒,患侧肢体不灵活,但无偏瘫、无失语,有构词不良。少数患者发病迅速,短期内昏迷,出现脑干受压征、眼肌麻痹和小脑扁桃体下疝或急性脑积水表现。

(六)脑室出血

见于上述脑实质出血,如壳核或丘脑出血可破入侧脑室,出血量大可充满整个脑室和蛛网膜下隙。小脑或脑桥出血可破入第四脑室,量大可逆流入小脑幕上脑室系统。脑室出血者病情多危重,常在发病后1~2小时内进入昏迷,出现四肢抽搐或瘫痪,双侧病理征阳性。可有脑膜刺激征、多汗、呕吐、去脑强直。呼吸深沉带鼾声,后转为不规则。脉搏也由缓慢有力转为细速和不规则。血压不稳定。如血压下降、体温升高则多示预后不良。

五、自然病程

约1/3患者发病突然,其余历经数小时方恶化和发展到高峰。意识障碍见于60%的患者,其中40%的患者会出现昏迷。大多数患者在数天内死亡。脑出血的患者常经历下述病程:进行性恶化或好转后又恶化或逐渐好转。昏迷和大出血者预后多不良。大组病例研究显示下列因素影响患者的预后,如意识障碍的程度,血肿大小,中线移位程度,合并脑室出血,血肿部位(如丘脑、脑桥),年龄较大。一般少量脑出血、轻度神经障碍者,多能完全康复。有明显局灶神经障碍的中等血肿者,虽可成活,但多严重病残。

六、实验室检查

(一)脑脊液

由于脑出血患者多有颅内压增高,如临床诊断明确,则不应做腰穿和脑脊液检查,以防脑疝。如诊断不明确应审慎地做腰穿。一般脑出血起病早期脑脊液中可无红细胞,但数小时后脑脊液常含血液,特别见于出血破入脑室或蛛网膜下隙者,脑脊液可呈血性,蛋白质增高,脑脊液压力增高。仅约10%的患者脑脊液不含血。

(二)血、尿常规和生化检测

血常规常见白细胞增高,血非蛋白氮、尿素氮增高。尿常规有轻度糖尿、蛋白尿,见于1/3的患者。肝肾功能、凝血功能、电解质检测有助于病因的发现和治疗过程中并发症的观察。

七、影像学检查

(一)头部CT

CT是本病的主要诊断方法,它能迅速、准确和安全地诊断本病,能准确显示血肿的部位、大小、形态、发展方向、合并脑积水和脑水肿的程度,特别有助于脑室内、脑干和小脑出血的诊断。它能区分脑出血和脑梗死,有助脑出血病因的鉴别诊断,有利于治疗方案的制订、预后判断和病情发展的随访。一般新鲜血块的CT值是70~80Hu,为正常脑组织密度的2倍,随着时间增长,血肿吸收,其密度逐步变低,CT示血肿吸收所需时间取决于血肿的大小和所在部位:直径≤1.5cm血肿,需4~5周;>2cm,需6~7周;脑室内出血,血肿吸收在3周内;蛛网膜下隙出血,血肿吸收≤5天。血肿量的计算有以下2种方法:①多田公式计算法(单位,mL),血肿量=$7\pi/6$×长×宽×层面数;②简易计算法(单位,mL),血肿量=1/2×长×宽×层面数。

一般脑出血,平扫CT可以做出诊断。但是对下述患者应加做增强头部CT检查,以利鉴别诊断:①年龄≤40岁;②无高血压史;③神经系统症状加重>4小时;④有肿瘤、血液病、脉管炎和心内膜炎史;⑤蛛网膜下隙出血或非典型高血压脑出血部位。

CT血管造影(CTA)和CT增强对于判断血肿扩大的可能性具有重要作用,CTA或增强CT发现的多发点状出血,最后可以融合成片,预示血肿的扩大。

(二)头部MRI

SWI和T2WI梯度回波成像对脑出血的诊断十分敏感,可代替CT检查。但普通MRI发现新鲜出血的敏感性低,检查用时较长,故其对急性脑出血的诊断作用不如CT。但是,对亚急性和慢性脑出血,MR的T1和T2成像有规律性信号改变,即由低或等信号逐渐演变为高信号。这是由血肿内外化学和物理变化所致,特别是血红蛋白分子水平的变化。一般血肿溶解从中心开始向周边扩展。红细胞内的血红蛋白有下列变化:0~12小时氧合血红蛋白;1~7天,去氧血红蛋白;5天至数月,正铁血红蛋白;1天至数年,含铁血黄素。因此,对亚急性和慢性期脑出血,脑干和颅后窝血肿的诊断,MRI优于CT、磁共振血管造影(MRA)、脑静脉血管成像(MRV),MRI增强有助于脑出血病因的鉴别。

(三)脑血管造影

脑血管造影可用于排除脑动脉瘤、脑动脉畸形(AVM)等引起的自发性脑出血,有CT或IN/IRI脑血管造影、数字减影脑血管造影(DSA),前两者为微创或无创性检查,DSA虽为有创性检查,但更准确。

八、诊断和鉴别诊断

有高血压的中老年人,突然剧烈头痛、呕吐、偏瘫伴血压升高,均应高度怀疑本病,CT或MRI可帮助确定诊断。

需要鉴别的是除高血压以外的脑出血原因。

(一)脑动脉瘤和血管畸形

虽然脑动脉瘤破裂主要引起蛛网膜下隙出血,但是当动脉瘤嵌在脑实质内时(如颈内动脉分叉处动脉瘤、前交通动脉瘤、远端大脑后动脉瘤等),则可引起脑实质内出血。少见情况下,脑动脉瘤(如后交通动脉瘤)可引起基底节出血。对可疑的患者应做CTA检查。必要时可做DSA检查。血管畸形分AVM、静脉畸形、毛细血管扩张症、海绵状血管瘤和隐匿性血管畸形。对于脑叶出血、伴发癫痫的患者,应怀疑AVM,特别是青少年患者。CT和MRI检查有助发现AVM、海绵状血管瘤、脑肿瘤等。

(二)烟雾病

烟雾病是较少见的脑血管病,但是近来随着影像学的发展和普及,本病检出率有增加趋势。血管造影发现对称性颈内动脉末端、大脑中动脉(MCA)和大脑前动脉(ACA)起始段狭窄,伴脑底毛细血管网形成。儿童可不对称。DSA是确诊的主要方法。

(三)血液病

如白血病、血友病、血小板减少性紫癜、红细胞增多症、镰状细胞病等。仔细询问病史,进行有关实验室检查,不难做出鉴别诊断。

九、防治

脑出血处理的关键在于"防患于未然",其中控制高血压病是预防的核心。研究显示未经治疗的高血压患者发生脑卒中的概率比控制高血压而发生脑卒中者高达10倍。防治高血压病,除合理用药物外,避免烟、酒,消除紧张顾虑,劳逸有度也应重视。

对已发生脑出血者,脑出血的治疗分一般治疗、药物治疗和手术治疗。目标是控制增高的颅内压,防止脑疝形成;控制血压,防止血肿扩大并保证脑灌注;治疗各种并发症;尽早康复减轻残障。

(一)内科治疗

1.卧床休息

头位抬高20°～30°可增加颈静脉回流和降低颅内压。对于低血容量患者,抬高床头可使血压下降及脑灌注压下降。因此,行此措施应排除低血容量。密切观察病情,避免外界刺激和不必要的搬动。

2.控制血压

血压过高可加重脑水肿,诱发再出血。应及时应用降压剂以控制过高的血压。血压降低的程度应根据每个患者的具体情况而定,原则上应逐渐降到脑出血前原有的水平或20/12kPa(150/90mmHg)左右。美国心脏病联合会在1997年提出高血压脑出血降压指导,2010年仍采用,研究认为收缩压在150～220mmHg之间的患者,尽快将血压降到140mmHg以下可能是安全的。

3.脑脊液引流

脑室内放置导管监测颅内压也是降低颅内压的有效方法。可根据颅内压的情况,间断地短时间释放脑脊液。脑室造口引流术的主要风险是感染和出血。多数报道细菌集聚而非系统性感染的发生率为0～19%,相关性的脑膜炎的发生率为6%～22%。

4.止痛和镇静

躁动患者如果需要气管插管或其他操作,静脉镇静是需要的。需监测患者的临床状态。镇静通常是静脉给予异丙酚、依托咪酯、咪达唑仑,止痛通常给予吗啡、阿芬他尼。

5.神经肌肉阻滞

肌肉活动可使颅内压升高,因其使胸膜腔内压升高及阻止脑静脉回流。如果对某些患者镇静和止痛无效,可考虑神经肌肉阻滞。

6.渗透性治疗

最常应用的药物是甘露醇,它可使液体从水肿或非水肿脑组织中渗透到血管中。此外,它能提高心脏的前负荷及脑灌注压,因此通过自身调节降低颅内压。甘露醇可降低血黏度,导致反射性血管收缩和血管体积减小。给予甘露醇治疗的主要问题是血容量的减少和高渗状态的诱导。推荐渗透浓度为300～320mmol/L,20%甘露醇

250mL静脉快速滴注,每日2~4次。与呋塞米合用可增加疗效。高渗盐水可降低颅内压。治疗顽固性高颅压则采用过度通气和甘露醇合并应用的方法。

7.过度通气

过度通气是最有效的快速降低颅内压的方法之一。在脑脊液的调节方面,血管对二氧化碳反应是其作用机制。实验证明血管对二氧化碳的反应非常明显,过度通气是通过改变细胞外液体的pH值来实现的。尽管此方法有效,但是由于此方法的侵入性及较低二氧化碳水平,导致人们不太应用此方法,再者同时也造成脑的血流量下降,由于自身会快速调节细胞外pH值的变化,其疗效短暂。事实上,过度通气6小时后,动脉PCO_2可快速使颅内压升高。过度通气的CO_2水平的目标值为30~35mmHg,低水平的CO_2并不推荐。

8.巴比妥酸盐昏迷

高剂量的巴比妥类药物治疗顽固性高颅压是有效的,但是作为一线药物或大剂量药物治疗脑损伤有潜在的损害。巴比妥类药物治疗是抑制脑的代谢活动。代谢下降相应的脑血流量减少,颅内压也下降。巴比妥类药物治疗顽固性颅内压升高应加强监测,因其与高的并发症风险相关。在治疗期间,应监测脑电活动,在持续电活动基础上出现暴发性抑制活动则提示剂量过大。

9.类固醇激素

现已不主张常规应用类固醇激素,对照研究证实激素对脑出血不仅无益,反可增加并发症。

10.止血剂

一般脑内动脉出血难以用药物控制,但对点状出血、渗血,特别是合并消化道出血时,止血剂还是有一定作用的。可酌情选用抗纤维蛋白溶酶剂。

(二)防治

各系统并发肺和心血管疾病常是脑出血患者死亡的主要原因。因此积极防治呼吸道阻塞和感染、心血管病和消化道出血、尿路感染、压(褥)疮、水电解质紊乱等很重要。

(三)对症处理

20%的脑出血者有癫痫发作,特别是脑叶出血合并蛛网膜下隙出血。可选用抗癫剂如苯妥英钠、丙戊酸钠。高热者用物理和(或)药物方法降温。

(四)外科治疗

传统上,高血压脑出血患者的治疗目的为挽救生命,因此一般在内科治疗无效时方采用外科治疗,患者多病情危重,病死率高和疗效差。近来,由于对脑出血病理的深入研究,微创外科技术的发展和应用,不少学者提出外科手术清除血肿和降低颅内压力,不仅能挽救患者生命,而且能更好地保留和恢复患者的神经功能,改善生存质量。但是,目前尚缺乏循证医学证据。

1.手术指征

目前,手术指征尚有争论。患者的一般情况、年龄、血肿的部位和大小是影响手术指征的重要因素。另外,在决定手术与否时,还应向患者亲属和有关人员说明手术利弊、可能发生的问题,争取他们的理解和配合。

(1)脑叶出血:患者清醒、无神经障碍和小血肿(<20mL)者,不必手术,可密切观察和随访。患者意识障碍、大血肿和在CT上有占位征,应手术。

(2)基底节和丘脑出血:大血肿、神经障碍者应手术。有学者研究发现,壳核出血时,如患者无昏迷和仅有轻微神经障碍时,内科治疗优于外科治疗;如患者昏迷,则外科治疗组病死率低于内科治疗组,分别为35%和72%,但功能恢复上两组相近。

(3)脑桥出血:原则上应内科治疗。但对非高血压性脑桥出血,如海绵状血管瘤,可手术治疗。

(4)小脑出血:血肿直径≥2cm者应手术,特别是合并脑积水、意识障碍、神经功能缺失和占位征者。

2.手术禁忌证

(1)深昏迷患者(GCS评分3～5分)或去脑强直。

(2)生命体征不稳定,如血压过高、高热、呼吸不规则,或有严重系统器质病变者。

(3)脑干出血。

(4)基底节或丘脑出血影响到脑干。

(5)病情发展急骤,发病数小时即深昏迷者。

3.手术方法

(1)立体定向穿刺引流血肿:脑内血肿具有下列特征,适合立体定向穿刺引流。①CT和MRI易发现;②用CT和MRI易准确定位;③血肿物理特性利于抽吸和引流,特别是配合应用一些特殊手术器械和溶栓剂;④再出血的危险较小,且一旦发生,较容易用现代影像技术发现。

溶栓剂分为液相和固相溶栓剂,前者包括链激酶和尿激酶,后者有组织纤溶酶原激活剂(t-PA)、乙酰纤溶酶原-链激酶激活剂复合物、重组单链尿激酶、重组葡激酶和重组链激酶等。一般固相溶栓剂与血栓或血块有特殊的亲和力,溶栓效果比液相溶栓剂好。虽然t-PA和重组葡激酶溶栓效果较重组链激酶好,但它们半衰期短,需反复给药,且价格昂贵。尿激酶半衰期短,大剂量应用易诱发出血。国产重组链激酶具有纯度高、不良作用小,比同类进口链激酶价格低廉的优点。重组链激酶应用方法:①经直径2mm血肿引流管注入含重组链激酶5mg(50万U)的生理盐水3mL+自体血浆1mL(后者有加强链激酶作用),夹闭引流管4小时后开放引流,每日1次,连续3天,复查头CT后拔除引流管;②重组链激酶制剂应现用现配,久置药液不能使用;③重组链激酶应用后5~12个月内不能再用,如需再用溶栓剂,应改用他药。

近来随着微侵袭外科的广泛应用,高血压脑出血的微侵袭外科治疗逐渐显示其优越性,国内外许多报告证实应用立体定向穿刺血肿,配合化学和物理溶栓或小骨窗开颅(直视或内镜下)配合溶栓,不仅安全、有效,而且可降低病死率和提高康复率。但上述研究多为回顾性或非对照研究。因此,高血压脑出血的微侵袭外科治疗的适应证、疗效判断还需大组病例、前瞻性和对照研究的验证。

(2)开颅血肿清除:主要适用于合并早期脑疝者、小脑出血、原发出血病因不明者。对于后者应探查血肿壁和四周,以排除肿瘤、隐性血管畸形或血管瘤。

手术的时机有争论。有主张早期或超早期手术(≤6小时),以减少再出血可能;有学者主张延期(>6小时)手术,以避免再出血可能。笔者认为应结合患者具体情况而定,对有高颅压危象,应尽早手术;对病情较稳定者,可密切观察病情,出血后48~72小时再手术。

(3)脑室穿刺引流:适用于小脑出血合并脑积水、脑室出血。

第二节　脑血栓

脑血栓形成是指在颅内外供应脑部的动脉血管壁发生病理性改变的基础上,在血流缓慢、血液成分改变或血黏度增加等情况下形成血栓,致使血管闭塞。

一、病因和发病机制

最常见的病因为动脉粥样硬化。由于动脉粥样硬化斑破裂或形成溃疡,血小板、血液中其他有形成分及纤维黏附于受损的粗糙的内膜上,形成附壁血栓,在血压下降、血流缓慢、血流量减少,血液黏度增加和血管痉挛等情况影响下,血栓逐渐增大,最后导致动脉完全闭塞。糖尿病、高脂血症和高血压等可加速脑动脉粥样硬化的发展。脑血栓形成的好发部位为颈总动脉,颈内动脉,基底动脉下段,椎动脉上段,椎-基底动脉交界处,大脑中动脉主干,大脑后动脉和大脑前动脉等。其他病因有非特异动脉炎、钩端螺旋体病、动脉瘤、胶原性病、真性红细胞增多症和头颈部外伤等。

二、病理

1.大体所见

可见动脉粥样硬化血管呈乳白色或黄色,管壁变硬,血管弯曲、粗细不等。脑动脉闭塞6小时以内脑组织改变尚不明显,在大体标本上与正常脑组织不易区别,此时的缺血改变尚属可逆性。8～48小时缺血,脑组织开始肿胀、变软,灰白质分界不清,而最重的梗死中心部位的脑组织逐渐坏死软化。一般3～7天脑组织水肿达高峰,严重的可导致脑组织移位,甚至形成脑疝。

脑动脉血栓形成者,由于血栓中各部位血小板、红细胞、白细胞及纤维素的含量不同,其颜色亦不同,血栓的头部含血小板、纤维素和白细胞而多呈白色,故称白色血栓,尾部含红细胞而多呈红色称红色血栓。血栓可有四种转归:①在纤溶系统作用下血栓破裂成小栓子阻塞远端血管或再通;②动脉壁上的小血栓被内膜上皮覆盖形成内膜下动脉粥样硬化斑;③血栓不断增大完全堵塞管腔;④经过一段时间血栓机化,血管可再通。

2.镜下所见

急性期梗死区脑组织结构不清,神经细胞及胶质细胞坏变,毛细血管轻度扩张,称此期为坏死期。梗死7～14天时,梗死中心的坏死软化脑组织开始液化,病灶周围脑水肿明显,病变区神经细胞消失,吞噬细胞大量出现,星形胶质细胞增生,称此期为软化期。3～4周液化坏死的脑组织被吞噬和移走,胶质细胞、胶质纤维及毛细血管增生,病灶小者逐渐形成胶质瘢痕,病灶大者逐渐形成脑卒中囊,脑卒中囊内充满浆液,称此期为恢复期。恢复期可持续1～2年,动脉硬化引起的脑梗死一般为血供不足引起的白色梗死,少数梗死近皮质或栓塞的患者,由于血运丰富,再灌流时发生出血性梗死,称此为红色梗死。经病理资料统计,各主要脑动脉血栓的发生率如下:颈内动脉的起始部及虹吸部为29%,大脑中动脉为43%,大脑后动脉为9%,大脑前动脉为5%,基底动脉为7%,椎动脉为7%。

三、临床表现

(一)一般症状

本病多见于60岁以上有动脉硬化的老年人,部分有糖尿病史。常于安静时或睡眠中发病,1～3天内症状逐渐达到高峰。有些患者病情进展数天后,症状才达到高峰,意识多清楚,颅内压增高不明显。

(二)脑的局限性神经症状

变异较大,与血管闭塞的程度,闭塞血管大小、部位和侧支循环的优劣有关。

1.颈内动脉系统

(1)颈内动脉系统:以偏瘫、偏身感觉障碍、偏盲和精神症状为多见,主侧半球病变尚有不同程度的失语、失用和失认,还出现病灶侧的原发性视神经萎缩,出现特征性的患侧眼失明伴对侧偏瘫,称黑蒙交叉性麻痹、Horner征、动眼神经麻痹和视网膜动脉压下降。如颅外段动脉闭塞时,颈动脉可有触痛,呈条索状,搏动减退或消失,颈部可听到异常血管杂音。如侧支循环良好,临床上可不出现症状。多普勒超声扫描除可发现颈动脉狭窄或闭塞外,还可见到颞浅动脉血流量呈逆向运动。

(2)大脑中动脉:最为常见。主干闭塞时有三偏征,主侧半球病变时尚有失语。中动脉表浅分支前中央动脉闭塞时可有对侧面、舌肌无力,主侧受累时可有运动性失语;中央动脉闭塞时可出现对侧上肢单瘫或不完全性偏瘫和轻度感觉障碍;顶后、角回或颞后感觉性失语和失用。豆纹动脉外侧支闭塞时可有对侧偏瘫。

(3)大脑前动脉:由于前交通动脉提供侧支循环,近端阻塞时可无症状;周围支受累时,常侵犯额叶内侧面,瘫痪以下肢为重,可伴有下肢的皮质性感觉障碍及排尿障碍;深穿支阻塞,影响内囊前支,常出现对侧中枢性面瘫及上肢轻瘫。双侧大脑前动脉闭塞时,可出现精神症状伴有双侧瘫痪。

2.椎-基底动脉系统

(1)小脑后下动脉综合征引起延髓背外侧部梗死,出现眩晕、眼球震颤、病灶侧舌咽神经和迷走神经麻痹,小脑性共济失调及Horoner征,病灶侧面部及对侧躯体、肢体感觉减退或消失。

(2)旁正中央动脉甚罕见,表现为病灶侧舌肌麻痹、对侧偏瘫。

(3)小脑前下动脉表现为眩晕,眼球震颤,两眼球向病灶对侧凝视,病灶侧耳鸣、耳聋,Horner征及小脑性共济失调,病灶侧面部和对侧肢体感觉减退或消失。

(4)基底动脉表现为高热、昏迷、针尖样瞳孔、四肢软瘫及延髓麻痹。急性完全性闭塞时可迅速危及患者生命,个别患者表现为闭锁综合征。

(5)大脑后动脉表现为枕顶叶综合征,以偏盲和一过性视力障碍(如黑蒙)等多见,此外还可有体象障碍、失认、失用等。如侵及深穿支可伴有丘脑综合征,有偏身感觉障碍及感觉异常,以及锥体外系等症状。

(6)基底动脉供应脑桥分支可出现下列综合征:①脑桥旁正中综合征,病灶侧外展不能,两眼球向病灶对侧凝视,对侧偏瘫。②脑桥腹外综合征,病灶侧周围性面瘫及外直肌麻痹,伴病灶对侧偏瘫,可有两眼向病灶侧凝视不能。③脑桥被盖综合征,病灶侧有不自主运动及小脑体征,对侧肢体及轻瘫及感觉障碍,眼球向病灶侧凝视不能。

(三)实验室检查

血尿常规、血沉、血糖、血脂及心电图应列为常规检查项目。脑脊液无色透明,压力、细胞数和蛋白多正常。脑血管造影可发现血管狭窄或闭塞的部位和程度。头颅CT扫描,在24~48小时等密度,其后病灶处可见到低密度区。磁共振检查则可在早期发现梗死部位。正电子发射计算机断层扫描(PET),不仅能测定脑血流量,还能测定脑局部葡萄糖代谢及氧代谢,若减低或停止,提示存在梗死。

四、诊断

本病多因脑动脉硬化症引起,其诊断要点为:年龄在50岁以上,存在动脉硬化、糖尿病、高血脂者;既往有短暂性脑缺血发作史;多在安静状态下发病,起病缓慢;意识多清楚,较少出现头痛、呕吐等症状。

五、治疗

(一)急性期

以尽早改善脑缺血区的血液循环、促进神经功能恢复为原则。

1.缓解脑水肿

梗死区较大患者,可使用脱水药或利尿药,但量不宜过大,时间不宜过长,以防脱水过度导致血容量不足和电解质紊乱等。

2.改善微循环

可用低分子右旋糖酐,能降低血黏度和改善微循环:500mL静脉滴注,每日1次,8~10天为一疗程。也可以用706羧甲淀粉,用法相同。

3.稀释血液

血液稀释包括以下2种方法:①等容量血液稀释疗法,通过静脉放血,同时予置换等量液体;②高容量血液稀释疗法,静脉注射不含血液的液体以达到扩容目的。

4.溶栓

①链激酶:初次药量为50万~100万U,加入生理盐水100mL,静脉滴注,半小时

滴完,维持量为60万U链激酶溶于葡萄糖液250～500mL内,静脉6小时滴完,4次/天,24小时内维持用药,直到病情不再发展为止,但一般不超过7天;②尿激酶,第1天用1万～3万,分2～3次加入葡萄糖液内静脉滴注,1～2周为一疗程。用药期注意出血倾向,1～2年内用此药者不宜再用。

有出血性贫血、低纤维蛋白原血症、败血症、空洞型肺结核、严重肝病、心内膜炎及近期内有出血者忌用。应用链激酶时应做过敏试验。

5.抗凝

用以防止血栓扩延和新的血栓发生。用药期间也须严密注意出血倾向,出血性疾病、活动性溃疡、严重肝肾疾病、感染性血栓及高龄者忌用。①肝素,12 500～25 000U,溶于10%葡萄糖液500～1000mL内,静脉滴注1～2天,以后根据病情掌握使用;②双香豆素,同时口服,第1天200～300mg,以后维持量为50～100mg/d,治疗天数依病情而定;③醋硝香豆素,口服,第1天20mg,第2天16mg,以后用4～8mg/d维持量。

此外,临床上还有用蛇毒制药、藻酸双酯钠等。

6.扩张血管

一般认为血管扩张药效果不肯定,对有颅内压增高的严重患者,有时可加重病情,故早期多不主张使用。常用的药物有罂粟碱,30mg,口服或肌内注射2～3天,或60～90mg加入5%葡萄糖500mL内,静脉滴注,1次/天。还可应用环扁桃酯、己酮可可碱、倍他司汀等。也可使用钙离子拮抗药,以防止继发性血管痉挛,如尼莫地平40mg,3次/天;氟桂利嗪5～10mg,每晚1次。

7.其他

除上述治疗原则外,本病还可使用高压氧疗法/体外反搏疗法和光量子血液疗法等。后者将自体血液100～200mL经过紫外线照射和充氧后回输给自身,每5～7天一次,5～7次为一疗程。中药以补气、活血、通络为治疗原则,常用补阳还五汤和丹参等。同时使用吡拉西坦、7-氨酪酸和胞磷胆碱等,有助于改善脑代谢。本病也有应用手术治疗者,如颈内动脉颅外段血栓切除术,或颅内-颅外动脉吻合术。但疗效不佳,近几年应用较少。也有应用颈动脉腔内血管成形术。如系颈椎病骨质增生所致者可行骨刺清除术和颈椎侧前方减压术等。在治疗过程中,将血压维持在适当水平,不宜偏低。对瘫痪肢体,应早期进行被支活动及按摩,以促进功能恢复,并防止肢体挛缩畸形。

(二)恢复期

继续加强瘫痪肢体功能锻炼和言语功能训练,除药物外,可配合使用理疗、体疗和针灸等。此外,可长期服用抗血小板聚集药,如双嘧达莫或阿司匹林等,有助于防止复发。

第三节　烟雾病

一、概述

脑底异常血管网病又称烟雾病,通过脑血管造影发现双侧颈内动脉虹吸部及大脑前、中动脉起始部严重狭窄或闭塞,颅底软脑膜、穿通动脉等小血管代偿增生形成脑底异常血管网的一种慢性脑血管闭塞性疾病。该病于1955年由日本学者最早报道,因在血管造影中,脑底的异常血管形状酷似烟雾,故称为烟雾病。

烟雾病的发病率在东亚最高,在欧美则极少见。此病可见于任何年龄段,男女均可患病,女性发病率略高(女性与男性患病率之比为1.7∶1)。其发病年龄有2个高峰期:第1个高峰为10岁以内的儿童,通常以缺血性脑卒中为主要表现;第2个高峰在40岁左右,通常表现为出血。本病呈现一定的家族遗传性,黄种人中有8%～15%的患者存在家族史。

二、病因与发病机制

目前的研究表明该病的发生是多种因素相互作用的过程,但其确切的机制仍不十分清楚。基因学的研究表明在染色体第3p、6q和17q位点上以及在染色体的8q23和12p12位点上均存在该病的遗传连锁现象。有学者报告了常染色体17q25的突变在烟雾病的发展中起着决定性的作用。也有学者在对烟雾病患者的平滑肌细胞进行的脱氧核糖核酸合成实验中发现了血管平滑肌上的沉淀物及相关的慢性炎症反应所致的一种血管壁的迟发型修复机制,导致了颅内血管的进行性闭塞。一些研究表明血管生长因子可能是烟雾病新生血管的应答递质。总之,该病的发生机制目前并不十分清楚,可以肯定的是烟雾病的发生是遗传和环境共同作用的结果。

烟雾病属于先天性或后天获得性疾病,迄今仍存在争议。烟雾病多发生在日本及亚洲,部分病例有家族史。发病与一定的HLA表型相关或与一些先天性疾病(如镰状细胞贫血、Down综合征等)有关,提示遗传因素在烟雾病的病因中可能起作用。虽然遗传因素与发病的易感性可能有关,但烟雾病多数是散发的,且临床表现和疾病的进展不符合先天性疾病的特点,提示后天获得性因素可能与烟雾病的发生和进展有一定关系。由此提出了多种病因假说,包括伴或不伴自身免疫机制的血管炎、感染、血栓、青少年动脉粥样硬化、颅脑外伤、交感神经末梢异常和放射治疗后等。国内有关的系列研究提出,将烟雾病分为继发性和原发性两类,前者继发于神经纤维瘤病、颅咽管瘤、结核性动脉炎、颅脑外伤或放射治疗后等情况;后者为变态反应性脑血管炎所致。一般的烟雾病即指原发性者。

目前虽病因不明,但下列观点被普遍接受:Willis环的主要分支(包括双侧颈内动脉末端)严重狭窄或闭塞是该病的主要病变;由侧支血管形成的脑底异常血管网是继发于脑缺血的改变;临床脑血管意外是继发于血管病变的表现,包括颅内出血、梗死或短暂性脑缺血发作(TIA)。Willis动脉环主干血管内膜增厚,管腔狭窄或闭塞的原因尚未完全明确,但已发现增厚的内膜是由中层增生的平滑肌细胞穿过断裂的内弹力层迁移至内膜所致。这种改变可能与细胞外基质成分(如弹力蛋白、胶原和其他蛋白多糖)的解剖及生化改变有关。据推测,平滑肌细胞在内膜的迁移及增生可能由血管内膜损伤诱发,但引起血管内膜损伤的原因尚不完全清楚。

Wills环和其主要分支特别是颈内动脉末端和大脑前、中动脉主干变细、变硬,切面见管壁增厚、管腔狭窄或闭塞。动脉内膜明显增生,增生的细胞为平滑肌细胞,内弹力层高度迂曲、分层、断裂;中膜萎缩变薄,平滑肌细胞明显减少;外膜改变不明显。颅底可见Willis环发出过度生长和扩张的深穿动脉,卷曲并交织成网状,即血管管腔大小不等的异常血管网。在Willis环和其主要分支还可见血栓和动脉瘤。在疾病不同时期可出现脑梗死、脑内出血、蛛网膜下隙出血等各种病理改变。

三、临床表现

发病年龄为2～65岁,以儿童和青少年多见。有10～14岁和40岁左右两个发病年龄高峰。临床症状和体征由脑血管意外所致,主要为缺血性和出血性两组症状。根据初发症状和频率,缺血性烟雾病占63.4%,出血性占21.6%,癫痫占7.6%,其他占7.5%。10岁以下儿童患者以缺血性为主,表现为反复发生的短暂性脑缺血发作或脑梗死,可出现运动、意识、语言和感觉障碍,部分患者可有明显头痛、视力障碍,是由疾病早期脑底主干动脉狭窄或闭塞,代偿血管尚未很好形成所致。脑缺血症状可因过度换气而诱发,诱发因素包括哭泣、咳嗽及紧张。长期的缺血可导致智力发育迟缓。部分患者也可表现为不自主舞蹈样运动。成人患者特别是女性以出血性为主,较儿童患者更常发生脑室、蛛网膜下隙和脑内出血。多由侧支血管或相关动脉破裂所致。头痛、意识障碍和肢体瘫痪是常见症状,大量出血可导致死亡。所有患者都可有癫痫发作,但多见于10岁以下儿童患者。

四、诊断与鉴别诊断

(一)实验室检查

主要是感染、免疫等方面的检查,有助于进一步确定病因。

(二)TCD检查

可发现双侧前循环脑动脉狭窄或闭塞,部分患者大脑中动脉供血区可检测到多条低流速、频谱紊乱的血流信号,结合临床特点有助于筛查烟雾病。但因受操作水平及骨窗的大小影响,其可靠性有限。

(三)CT和CTA

CT表现与临床类型有关。出血性患者常规CT扫描显示脑室系统、蛛网膜下隙、脑叶或基底节区的高密度影像。缺血性患者显示相对较小、多发并局限在脑皮质和皮质下区的低密度影像。CTA可显示烟雾病特征性的血管狭窄和颅底异常血管网,对诊断烟雾病具有重要意义。

(四)MRI和MRA

MRI能显示CT不能显示的小病灶,如小的腔隙性梗死、脑萎缩或轻度脑室扩大。明显的烟雾血管在MRA上表现为细小的异常血管影,可出现流空现象,特别是儿童患者更为明显。细小的烟雾血管,特别是在成人患者,MRI和MRA则不易显示。通常认为如果MRI和MRA已明确显示上述改变时,烟雾病的诊断即可确定。由于MRI和MRA为无创性检查,有成为烟雾病临床和研究的主要诊断工具的趋势。

(五)血管造影

DSA是诊断烟雾病的黄金标准,可显示双侧颈内动脉虹吸段,大脑前、中动脉起始段狭窄或闭塞,伴脑底异常血管网,如吸烟后吐出的烟雾。还可发现动脉瘤。有学者根据血管造影的表现将烟雾病的进展分为6个阶段:①颈内动脉狭窄期;②烟雾血管初发期;③烟雾血管发展加重期;④烟雾血管形状缩小期;⑤烟雾血管数量减少期;⑥烟雾血管消失期。

儿童或青壮年反复出现癫痫、认知功能障碍、TIA或颅内出血即应考虑本病的可能。DSA可帮助确诊。如MRA或CTA已清楚显示有关病变,亦可确定诊断。诊断明确后应进一步寻找可能存在的原因。同时由于烟雾病因不明,因此必须排除其他具有相似临床表现和影像学特征的疾病,如脑膜炎(尤其是结核性脑膜炎)、动脉硬化、自身免疫性疾病、血管炎、Down综合征、放射后动脉病和肌纤维发育不良等。

五、治疗

烟雾病治疗方案的选择依赖于患者的临床表现及临床分期,对已知病因的烟雾综合征患者,应积极治疗原发疾病。有研究表明,当患者出现TIA等脑缺血症状时,应尽快进行PET、SPECT等检查,以评估其脑灌注储备情况,以此协助确定手术指征。当脑灌注储备尚属正常范围时,宜暂行内科保守治疗,否则过于积极地进行血管重建手术则可使脑组织过度灌注导致颅内压升高,甚至出现正常灌注压突破综合征;而当脑灌注储备下降时,则宜进行手术治疗。但由于缺乏随机或大样本患者的长期随访,目前国际上并无明确的治疗建议。

(一)内科治疗

目前尚无疗效肯定的针对本病的药物,治疗主要以对症治疗为主,包括血管扩张剂、抗凝药、止血药、抗癫痫药及激素。主要是治疗相应的脑血管意外及对症处理。与前面各节的原则相同。

(二)外科治疗

外科手术的目的主要是提供有效的血管重建,防止脑缺血,同时血管重建后能够加快脆弱侧支血管的退化,进而降低脑出血的风险。目前烟雾病外科血管重建的方法分为直接血管重建和间接血管重建两种。

1.直接血管重建

典型的直接血管重建的方法即进行颞浅动脉-大脑中动脉吻合术(STA-MCA),也有采用枕动脉-大脑中动脉分支吻合术及枕动脉-大脑后动脉吻合术等手术方式。理论上该方法直接可行,其优点在于可以立即增加脑组织血供,降低烟雾血管负荷,降低了出血的风险,但实际中由于存在血管管径不合等困难,手术操作难度大,手术技术要求高,对患者血管有特定的要求,而烟雾病患者颞浅动脉和颅内分支血管口径常不适合直接吻合,尤其对于年龄偏小的患儿。另外,手术时临时阻断颅内血管时间较长可能会引发围术期缺血梗死而加重病情。故多数学者认为其并非最佳术式。

2.间接血管重建

近年来一些间接的血管重建法成为手术首选。目前最常用的是脑-硬膜-动脉血管融合术(EDAS)、脑-肌肉-血管融合术(EMS),以及两种术式的不同组合,如脑-硬膜-动脉-肌肉-血管融合术(EDMAS)。间接血管重建术的优点在于手术中不必阻断大脑中动脉,操作相对简单,手术较为安全,但由于血供的重建依靠敷贴组织的血管重建,故起效较慢,且诱发癫痫的风险增大。近些年有不少学者尝试直接与间接联合应用的方式,如STA-MCA+EMS、STA-MCA+EDMS等,报道显示取得了较好的效果。

(1)脑-肌肉-血管融合术(EMS):该手术通过颞肌附着点游离肌瓣,颅骨钻孔做游离骨瓣,剪开硬膜,将颞肌缝合到硬膜上使其贴敷在脑表面,具有长期持续性增加血供的作用。但是术后常出现癫痫发作、硬膜下血肿等并发症。

(2)脑-硬膜-动脉血管融合术(EDAS):该手术将完整连续的颞浅动脉(STA)与切开的硬脑膜边缘缝合,使切开的硬脑膜缘和STA与脑组织贴敷,促进颅内外侧支循环的建立。有学者分析了65例患者的手术疗效,显示EDAS术后患者TIA的发生率有明显减低。但是部分学者认为,单独行EADS达不到其他术式再血管化的程度。

(3)脑-硬膜-动脉-肌肉-血管融合术(EDMAS):这种联合术式,将STA和肌肉贴近脑表面,并将其缝合到硬脑膜的边缘,实现很好的血管重建效果。该术式的优点是将颞浅动脉和脑膜中动脉及供应颞肌的颞前中后深动脉均作为供血动脉,有利于形成更为广泛的侧支循环。

3.手术注意事项

(1)必须小心保护颞浅动脉,必要时术中可用多普勒超声来确定STA的走行,分离时不可太靠近STA,更不能用镊子直接夹住STA。游离的STA不可过长或过短,以手术中缝合STA时无明显张力为宜。当完全游离出STA后,需将其用普鲁卡因浸泡的棉垫加以保护。

(2)剪开硬脑膜时,应注意保护脑膜中动脉和已经形成的经硬脑膜的侧支循环。

(3)颞肌瓣的贴敷应在无张力状态下贴敷于脑表面。

(4)骨瓣复位时,应注意避免颞肌瓣形成成角及受压,以防影响血供。

第四章

颅内压增高和脑疝

第一节　颅内压增高

一、颅内压增高的原因

(一)颅腔狭小

先天或后天颅骨异常都可引起颅腔狭小,使脑组织受压,影响脑的正常发育和生理功能,产生一系列症状和不同程度的颅内压增高。

1.狭颅症

狭颅症指婴儿的颅缝部分或完全过早闭合,限制了头颅扩大,导致各种类型颅骨狭小畸形,如舟状头、扁头、尖头等,也称颅缝早闭或颅缝骨化症。多认为是中胚叶发育缺陷引起的先天性发育畸形。患儿除高颅压外,还可有精神衰退、反应迟钝、淡漠、智力低下甚至痴呆,还可有视力障碍、眼球突出、外斜视等表现,常伴有癫痫。

2.颅底凹陷症

颅底凹陷症是枕大孔区畸形最常见的表现,以枕大孔为中心的颅底骨组织内翻,寰椎向颅内陷入,枢椎齿突高出正常水平而进入枕骨大孔,使枕骨大孔前后径缩短和颅后窝缩小。其原因分先天性和后天性,前者多见,可能与遗传因素有关。后天者可继发于佝偻病、骨软化症、畸形性骨炎、成骨不全、类风湿关节炎等。

3.颅骨异常增生症

是一种原因不明的骨纤维增殖性疾病,临床少见,见于儿童及青年。颅骨骨质经破骨细胞作用后,被纤维结缔组织所代替。颅骨增殖发育畸形,一般向颅外突出生长,多无明显症状;如向颅内突入生长,则可导致颅内压增高。

4.畸形性骨炎

为一种原因不明的慢性进行性骨病,我国较少见。如有颅底陷入,可导致颅内压增高症状和颅底孔受压引起的听力障碍、视力减退等脑神经受累症状。

5.向颅内生长的颅骨肿瘤

包括良性和恶性肿瘤。当肿瘤向颅内生长,体积超过颅腔容积代偿空间,可引起颅内压增高。

6.外伤性颅骨凹陷性骨折

颅骨凹陷性骨折并非都引起颅内压增高,当广泛性骨折压迫脑组织,或伴有脑损伤而引起脑水肿或出血伴有颅内血肿时,可导致颅内压增高;骨折刺破静脉窦可致大出血;如静脉窦受压影响静脉血回流时,可引起颅内压增高。

(二)脑血流量增加

1.二氧化碳蓄积和碳酸血症

各种原因引起的二氧化碳蓄积和碳酸血症。

2.高血压脑病

由于普遍而急剧的脑小动脉痉挛,使毛细血管管壁缺血、通透性增高,导致急性脑水肿而致颅内压增高。可见于原发性高血压和恶性继发性高血压,如肾小球肾炎、嗜铬细胞瘤、子痫等。慢性高血压患者的血压虽然持续升高,但很少发生高血压脑病。

3.颅内血管性疾病

脑出血、大面积脑梗死、蛛网膜下隙出血、颅内静脉堵塞都可因脑水肿或阻塞脑脊液循环通路或颅内占位而引起颅内压增高。

4.严重颅脑损伤

颅脑损伤时,脑血流自动调节功能紊乱,主要表现为脑血流量降低;另一方面,由于交感神经系统应激兴奋和脑血管痉挛、缺血、缺氧,损伤局部小动脉呈麻痹状态,导致过度灌注,从而引起脑肿胀,血-脑屏障受损,血管通透性增高,血浆蛋白及水分渗出增加,使脑水肿范围急剧扩展,颅内压增高加重。

(三)颅内占位性病变

由于各种原因所致的颅内血肿、肿瘤、脓肿、肉芽肿及脑寄生虫病所致的颅内占位,占据了不能扩张的有限颅内空间,或占位性病变压迫脑组织,导致脑水肿,引起颅内高压。

1.脑积水

(1)先天性脑积水:可见于婴幼儿交通性脑积水和梗阻性脑积水,后者见于中脑导水管发育畸形、颅脑脊膜膨出、先天性小脑扁桃体下疝、第四脑室闭锁等。

(2)后天性脑积水:由下列几种因素所致。

1)梗阻性脑积水:各种原因引起的脑脊液循环通路受阻,包括室间孔、第三脑室、第四脑室、第四脑室正中孔、小脑延髓池等的阻塞。

2)交通性脑积水:各种原因引起的蛛网膜粘连、外伤性或自发性蛛网膜下隙出血及脑炎都可引起脑积水。

3)脑脊液吸收障碍:各种静脉窦受压或阻塞,耳源性脑积水等。

4)脑脊液分泌过多:见于脉络丛乳头状瘤等。

5)血-脑屏障破坏,导致组织间液渗出增多。如各种原因所致的脑炎、脑膜炎等。

2.良性颅内压增高综合征

见于静脉窦阻塞、内分泌失调、血液病、药物反应及代谢性疾病。

(四)脑组织体积增加——脑水肿

脑水肿指脑组织液体增加导致脑容积增大,脑水肿是引起颅内压增高的常见因素。从发病机理和病理方面可将脑水肿分为五类。

1.血管源性脑水肿

由于血-脑屏障损害,造成脑毛细血管通透性增加,血浆蛋白和水分外溢,使细胞外液增加,引起细胞外水肿。见于脑挫裂伤、脑肿瘤和炎症性疾病。

2.细胞毒性脑水肿

由于脑缺血、缺氧,Na^+、K^+、Ca^{2+}泵的能源ATP很快耗损,泵功能衰竭,细胞内Na^+、K^+、Ca^{2+},氧化物潴留,导致细胞肿胀;无血管的损害,血-脑屏障相对完整。水肿主要在灰白质的细胞内,细胞外间隙不扩大,是细胞内水肿。

3.渗透性脑水肿

由于低血钠和水中毒等病因使血浆稀释,血浆内水分由于渗透压改变而进入细胞内,并以白质更为明显。细胞外间隙不扩大,血-脑屏障相对完整。脑室内脑脊液形成增加,过多的水分也可进入脑室邻近的白质内。

4.间质性脑水肿

主要见于脑室周围白质,常与脑积水伴发,故又称脑积水性脑水肿。由于脑室结构的改变,使部分脑脊液溢出,渗进邻近白质内,形成间质性脑水肿。水肿的程度取于脑室压的高低。脑室周围白质水肿虽然较重,但由于静水压的作用使白质发生萎缩,其蛋白及类脂质含量也降低,故白质体积不但不增大,反而缩小。

5.流体静力压性脑水肿

任何因素引起的脑毛细血管动脉端或静脉端的静力压增高,都将导致压力平衡紊乱而产生脑水肿。

临床上同一病因常同时或先后发生不同类型的脑水肿,很少某一种类型单独出现,要注意以哪种类型脑水肿为主的问题。脑水肿可在脑组织遭到损害后立即发生,24小时后最为明显,并由病灶区向脑实质区和邻近扩展,如有脑软化和脑内出血,周围的水肿可扩展到整个脑叶。水肿持续时间一般在3~4周。

二、颅内压增高的分类

(一)按病因分类

1.弥漫性颅内压增高

特点为颅腔内各部位及各分腔之间不存在压力差,因此脑组织及中线结构没有明显移位。多见于弥漫性脑膜炎,弥漫性脑水肿,交通性脑积水等,患者压力解除后神经功能恢复较快。

2.局限性颅内压增高

特点为病变部位压力首先增高,使附近脑组织移位,并可导致脑室、脑干及中线结构移位,见于各种占位病变,如肿瘤、脓肿、血肿、囊肿、肉芽肿等。由于脑组织受压较久,局部的血管长期处于张力消失状态,血管壁肌层失去了正常的舒缩能力,血-脑屏障破坏,血管壁通透性增加并有渗出,甚至发生脑实质的出血和水肿,即使压力解除,神经功能在短期内仍不易恢复。

(二)按发生速度分类

1.急性颅内压增高

常见于急性颅内出血,重型脑挫伤,神经系统急性炎症和中毒等。特点为剧烈头痛、烦躁、频繁呕吐、意识障碍、癫痫发作;如脑干网状结构受刺激或损害时,则出现间歇性或持续性肢体强直,生命体征变化较明显。眼底可见小动脉痉挛,视盘水肿多不明显或较轻,但部分急性颅内血肿患者,可于短时间内出现视盘水肿、出血等。

2.慢性颅内压增高

常见于发展缓慢的颅内局限性病变,如肿瘤、肉芽肿、囊肿、脓肿等。主要有以下几种临床表现。

(1)头痛:为持续性钝痛,伴阵发性加剧,因咳嗽、打喷嚏等动作而加重。颅压增高时头痛可能是刺激了颅内敏感结构,如脑膜、血管和脑神经受牵拉或挤压。临床上应注意与神经血管性头痛相鉴别,该类头痛为阵发性、双颞或前额部痛,缓解期完全正常。

(2)恶心、呕吐:多发生于晨起头痛加重时,典型表现为与饮食无关的喷射性呕吐,吐后头痛略减轻,呕吐原因是高颅压刺激迷走神经核团或其神经根。

(3)视盘水肿及视力障碍:为颅内压增高早期,先出现视网膜静脉回流受阻,静脉瘀血,继而出现视盘周围渗出、水肿、出血,甚至隆起,早期一般视力正常,晚期则出现继发性视神经萎缩,视力明显障碍,视野向心性缩小,最后导致不可逆性失明。因此早期及时处理颅内高压对保护视力是很重要的。婴幼儿很少发生视盘水肿。

(4)其他症状:展神经麻痹、复视、黑蒙、头晕、耳鸣、猝倒、精神迟钝、智力减退、记忆力下降、情感淡漠或欣快等。

(5)晚期表现:颅内压增高晚期则出现生命体征改变,最后因呼吸循环衰竭而死。

三、颅内压增高分期和临床表现

由于颅内压增高过程各阶段病理生理改变和临床表现各有其特点,可分为代偿期、早期、高峰期和晚期。

(一)代偿期

颅内病变已经形成,所占体积不超过颅腔固有的8%～10%的容积限度,颅内压通过自动调节仍可保持正常范围,临床上不会出现颅内压增高的症状和体征。此期的时间长短取决于病变性质、部位和发展速度等因素。

(二)早期

病变继续发展超过颅腔的代偿容积,逐渐出现颅内压增高表现。此期脑血管自动调节反应和全身血管加压反应均保持良好,但脑组织已有缺血、缺氧和脑血流量减少的表现,血管管径也有明显改变,出现头痛、恶心、呕吐、视盘水肿表现。如为急性颅内压增高,还可出现血压升高、脉搏变慢、呼吸节律变慢、呼吸幅度加深等库欣反应。此期如能解除病因则脑功能可恢复。

(三)高峰期

病变发展到较严重阶段,脑组织严重缺血、缺氧,临床上有意识障碍,此期脑血管自动调节反应丧失,主要靠全身性血管加压反应,如不采取有效措施,则迅速出现脑干功能衰竭。

(四)晚期

病情发展到濒危阶段,临床表现为深昏迷,一切反应和生理反射均消失,双瞳孔散大、固定、去脑强直、血压下降、心跳减弱、呼吸浅速或不规则甚至停止,最后可达脑死亡,此期虽经抢救但多难以挽救生命。

四、良性颅高压综合征

仅有慢性颅内压增高症状,无其他神经系统阳性体征,影像学及脑脊液检查均正常,称为良性颅内压增高。常见的病因和病机如下。

(一)脑脊液吸收障碍

正常脑脊液吸收主要通过蛛网膜绒毛微小管系统,直接进入静脉窦而被吸收。当静脉窦发生梗阻性病变时,则静脉压超过脑脊液压力,绒毛膜微小管系统发生闭塞,影响了脑脊液的再吸收,导致颅内压增高。如各种原因引起的静脉窦血栓形成,外伤等原因引起的颅外大静脉闭塞等。

(二)内分泌功能失调

主要见于肾上腺皮质功能不全,甲状腺功能不全的患者,如Adison病,长期皮质激素治疗而突然减药或停药。良性颅内高压较常见于肥胖青年女性,这类患者尿中17-羟类固醇和17-酮类固醇排出增多,血液中被结合而无活性的皮质醇多于游离的皮质醇,故机体需求仍不足。另外肥胖的青春前期女孩、月经初期、早期妊娠及口服避孕药而发生颅内压增高者亦较多见,可能是由于这些患者雌激素分泌(或摄入)过多,抑制糖皮质激素分泌;皮质激素不足可损害脑细胞膜功能而发生脑水肿及颅内压增高。过多的雌激素还可降低血管平滑肌的张力,引起脑血管扩张、瘀血,成为颅内高压因素。

(三)维生素A缺乏

可能因缺乏维生素A导致脑脊液分泌增多,引起颅内高压。一次或短时间内服用大量维生素A或慢性维生素A中毒可引起急性颅压增高。

(四)药物

过量服用某些药物也可引起颅内压增高。常见的有四环素、二苯胺类、庆大霉素、萘啶酸。

五、颅内压增高的处理

在颅内压增高的过程中,常有某些恶性循环因素的存在,促使病情迅速恶化,例如,颅内占位性病变压迫邻近静脉,产生脑局部瘀血、缺氧引起脑组织水肿,或因阻塞脑脊液循环通路引起脑积水,使颅内压增高。由于脑水肿、脑积水、脑移位,造成静脉系统受压迫的范围扩大,使脑水肿更广泛,脑脊液回流也减少。颅内压严重增高时可引起脑疝,脑疝可加重脑脊液和脑血循环的障碍,结果颅内压更高,反过来又促使脑疝更加严重。在严重的颅内压增高过程中,呼吸常受到抑制,造成脑组织缺氧和碳酸增多,可继发脑血管扩张和脑水肿,导致颅内压更高,使脑血流量减少,进一步加剧呼吸抑制和脑缺氧。上述恶性循环因素多出现于急、慢性颅内压增高后期,若处理不及时,将造成严重后果甚至死亡。

(一)颅内压增高的处理原则

颅内压增高是许多疾病共有的综合征,最根本的治疗是病因治疗。对于外伤、炎症、脑缺血缺氧等原因引起的脑水肿,应首先用非手术治疗,包括给氧、抗生素、高渗降压药物等;对颅内占位性病变应切除病灶;由于脑脊液通路受阻而形成梗阻性脑积水者,应进行脑脊液分流手术。但颅内压增高患者往往情况紧急,应先对症处理,以争取病因治疗的机会。

(二)一般对症处理

(1)密切观察生命体征变化,从而判断病情变化,以便及时处理。

(2)动态颅内压监护,指导降压治疗。

(3)清醒患者给普通饮食,昏迷患者给鼻饲流质饮食;频繁呕吐者应暂禁食,以防吸入性肺炎;每日给予液体量不超过1500mL,尿量应维持在600mL以上。输液不宜过多,以免增加脑水肿,加重颅内压增高。

(4)及时处理促使颅内压进一步增高的一些因素,对已有意识障碍者,注意呼吸道是否通畅,对痰多难以咳出者,及时做气管切开;有尿潴留者及时导尿,大便秘结者用开塞露或缓泻剂。

(三)降低颅内压的药物治疗

脱水治疗是降低颅内压的主要方法,可以减轻脑水肿、缩小脑体积,改善脑供血和供氧情况,防止和阻断颅内压恶性循环的形成和发展,尤其在脑疝前期或已发生脑疝时,正确应用脱水剂常是抢救成功的关键。常用脱水剂有渗透性脱水药和利尿药两大类,激素也用于治疗脑水肿,但目前不主张常规应用。

1.渗透性脱水药物

(1)药理作用:高渗性脱水药物进入机体后一般不被代谢,又不易从毛细血管进入组织,可使血浆渗透压迅速提高。由于血-脑屏障作用,药物在血液中不能迅速转入脑及脑脊液中,在血液与脑组织内形成渗透压梯度,使水肿脑组织的水分移向血浆,再经肾脏排出体外而产生脱水作用。另外,血浆渗透压增高还能增加血容量,同时增加肾血流量,导致肾小球滤过率增加。因药物在肾小管中几乎不被重吸收,因而增加肾小管内渗透压,从而抑制水分及部分电解质的回收而产生利尿作用,故可减轻脑水肿,降低颅内压。

（2）常用药物

1）甘露醇:口服不吸收,静脉注射后20分钟起效,2~3小时作用达高峰,可降低颅内压40%~60%,作用维持6~8小时,在体内不被代谢,以原形经肾排出。用后无明显"反跳现象",为治疗脑水肿的首选药物。静脉滴注或静脉推注,每次按122g/kg体重计算,一般用20%甘露醇125~250mL,于0.5~1小时内滴完,每4~6小时可重复给药。使用过程中应使血浆渗透压控制在310~320 mOsm/L以内。主要不良反应包括一过性头痛、眩晕、视力模糊等,大量久用可引起肾小管损害,肾功能受损,活动性脑出血。肺水肿及脱水或有明显心力衰竭者忌用。

2）山梨醇:为甘露醇的同分异构体,作用、用途及不良反应等均与甘露醇相似。但因本品在体内部分转化为糖原而失去高渗作用,因此脱水作用较甘露醇弱,可降低30%~40%颅内压。因其溶解度较大,可制成较高浓度的溶液,且价廉,因此临床上可作为甘露醇的代用品。

3）甘油:目前临床多用甘油盐水,优点是不引起水和电解质紊乱,降颅内压作用迅速而持久,无"反跳现象",可供给热量,能改善脑血流量和脑代谢;无毒性,无严重不良反应。静脉滴注按每日0.7~1.2g/kg体重计算,以10%甘油盐水静脉滴注,成人约250mL,1日2次。口服给予50%甘油盐水溶液,每隔6~8小时1次。不良反应为轻度头痛、眩晕、恶心、血压升高等,高浓度（30%以上）静脉滴注,可产生静脉炎或引起溶血、血红蛋白尿等,故注射速度不宜太快。

4）葡萄糖:高渗葡萄糖有脱水和利尿作用。因葡萄糖易分散到组织中,且在体内易被氧化代谢,使血浆渗透压增高不多,故脱水作用较弱,降颅内压作用小于30%。但因高渗葡萄糖作用快,注射后15分钟起效,维持时间约1小时,在体内还可提供热量且具有解毒作用,又无明显不良反应,因此临床上也用于脑水肿等,以降低颅内压。但葡萄糖可通过血-脑屏障,有"反跳现象",目前也不主张常规用于降颅压治疗。静脉注射,50%葡萄糖溶液40~60mL,4~6小时静脉注射1次,与甘露醇或山梨醇交替使用可提高疗效。

5）人血白蛋白:为胶体性脱水剂。白蛋白具有很强的亲水活性,血浆中70%的胶体渗透压由其维持,其维持渗透压的功能相当于全血浆的5倍,此外还能补充白蛋白的不足。但因价格昂贵,多用于脑水肿伴低蛋白血症者。静脉注射25%人血白蛋白溶液60~80mL,亦可用5%~10%葡萄糖溶液稀释至5%的溶液缓慢静脉滴注。

6)冻干人血浆:可增加血容量、血浆蛋白和维持血浆胶体渗透压。主要用于脑水肿合并体液大量丢失伴休克者。每次给予1个剂量(相当于400mL全血),用前以0.1%枸橼酸溶液,无菌注射用水或5%葡萄糖溶液稀释至200mL,过滤后静脉滴注。

2.利尿脱水药物

(1)药理作用:可抑制肾小管对氯和钠离子的再吸收,随着这些离子和水分大量排出体外而产生利尿作用,导致血液浓缩,渗透压增高,从而间接使脑组织脱水,颅内压降低。其利尿作用较强,但脱水作用不及甘露醇,降颅压作用较弱,且易引起电解质紊乱,需与渗透性脱水剂同时使用,可增加脱水作用并减少脱水剂的用量。

(2)常用药物

1)呋塞米:为速效强效利尿剂。静脉注射后2~5分钟起效,0.5~1小时发挥最大效力,作用持续4~6小时。缓慢静脉推注,每次20~40mg,一日量视需要可增至120mg。不良反应相对少,除电解质及代谢紊乱外,可产生耳毒变态反应,细胞外液容量下降可产生高尿酸血症及高血糖。类似的药物还有依他尼酸钠、丁尿酸氢氯噻嗪、氨苯蝶啶,但临床不常用于脱水治疗。

2)乙酰唑胺:为碳酸酐酶抑制剂,利尿作用不强,但可抑制脑脉络丛的碳酸酐酶,使H^+和HCO_3^-生成减少,从而抑制脑脊液的生成,达到降低颅内压目的,适用于脑脊液分泌过多的慢性颅内压增高者。口服30分钟起效,2小时达作用高峰,可持续12小时。口服每次0.25~0.5g,一日2~3次。久用可引起低钾血症和代谢性酸中毒。

3.激素治疗

(1)药理作用:肾上腺皮质激素可减轻组织渗出和组织水肿,可用于预防和治疗脑水肿。其作用机理可能是多方面的,可改善和调整血-脑屏障功能,降低血管通透性,改善微循环,减少不适当的脑灌流,有利于脑血管的自身调节。对血管源性脑水肿疗效较好,对神经组织损害较少的脑水肿,如脑瘤或脑脓肿及脑囊虫病周围的脑水肿,效果也较明显。对于脑血管病引起的脑水肿目前不主张应用激素治疗。糖皮质激素也可能有减少脑脊液生成作用。其中地塞米松降颅内压作用较强,水钠潴留的不良反应较弱,可首选该类药物。

(2)常用药物:地塞米松20~40mg加250mL 5%葡萄糖或生理盐水静脉滴注,好转后减量。

4.其他降颅内压药物

以往认为巴比妥类药、山莨菪碱、氨茶碱都有减轻脑水肿作用,但目前临床不用于降颅内压治疗,目前临床常用药物为甘露醇、甘油盐水、利尿剂和激素,其剂量视病情而定。

第二节　急性脑疝

一、概述

颅内某分腔占位性病变或弥漫性脑肿胀,使颅内局部或整体压力增高,形成压强差,造成脑组织移位、嵌顿,导致脑组织、血管及脑神经受压,产生一系列危急的临床综合征,称为脑疝。简而言之,脑组织被挤压突入异常部位称为脑疝。

二、脑疝的分类及命名

颅内硬脑膜间隙及孔道较多,因而脑疝可以发生的部位也较多,目前尚无统一命名。按照颅脑的解剖部位,临床工作中较多见的脑疝有四类。

（一）小脑幕孔疝

1.小脑幕孔下降疝

这种脑疝最常见,小脑幕上压力高于幕下压力时可引起。多见于幕上占位性病变。但幕下病变引起梗阻性脑积水,导致脑室系统幕上部位(侧脑室及三脑室)明显扩张时,亦可出现小脑幕上压力高于幕下。靠近幕孔区的幕上结构(海马回、钩回等)随大脑、脑干下移被挤入小脑幕孔。

2.小脑幕孔上升疝

此病由颅后凹占位性病变引起,多与枕骨大孔疝同时存在。其症状和预后较钩回疝更为严重。

（二）枕骨大孔疝

由于小脑扁桃体被挤入枕骨大孔及椎管内,故又称为小脑扁桃体疝。

（三）大脑镰下疝

疝出脑组织为扣带回,它被挤入大脑镰下的间隙,故又称为扣带回疝。

（四）蝶骨嵴疝

额叶后下部被推挤进入颅中窝,甚至被挤入眶上裂,突入眶内。

三、脑疝的分期

根据脑疝病程发展规律,在临床上可分为三期。

(一)脑疝前驱期(初期)

指脑疝即将形成前的阶段。主要症状是:患者突然发生或逐渐发生意识障碍。剧烈头痛,烦躁不安,频繁呕吐,以及轻度呼吸深而快脉搏增快,血压增高,体温上升等。以上症状是由于颅压增高使脑缺氧程度突然加重。

(二)脑疝代偿期(中期)

指脑疝已经形成,脑干受压迫,但机体尚能通过一系列调节作用代偿,勉强维持生命的阶段。此期全脑损害引起症状为昏迷加深,呼吸深而慢,缓脉,血压、体温升高等。另外由于脑干受压,局灶性体征可有一侧瞳孔散大,偏瘫或锥体束征出现等。

(三)脑疝衰竭期(晚期)

由于脑疝压迫,脑干功能衰竭,代偿功能耗尽。主要表现深度昏迷,呼吸不规律,血压急速波动并逐渐下降,瞳孔两侧散大而固定,体温下降,四肢肌张力消失。如不积极抢救,终因脑干功能衰竭死亡。

四、脑疝的临床表现

(一)小脑幕孔疝的临床表现

1.意识障碍

患者在颅压增高的基础上,突然出现脑疝前驱期症状(即烦躁不安,呕吐,剧烈头痛,呼吸深快,血压升高等),以后意识模糊,逐渐昏迷。但也可突然出现昏迷。昏迷往往逐渐加深,至脑疝衰竭期进入深昏迷。因此颅压增高患者突然发生昏迷或昏迷逐渐加重,应当认为是脑疝的危险信号。脑疝出现昏迷的原因一般认为是颅压增高导致脑缺氧,位于中脑部位的网状结构受脑疝的压迫,中脑背盖部缺氧、出血,使中脑-间脑上升性网状结构受到损害。

从解剖关系来看,小脑幕孔疝较早出现意识障碍,是因为易影响网状结构上行激活系统。相反,枕骨大孔疝尤其是慢性枕骨大孔疝发生意识障碍往往不明显或出现较晚。

2.生命体征的改变

(1)脑疝前驱期:呼吸深快,脉搏频数,血压升高。

(2)脑疝代偿期:呼吸深慢,脉搏缓慢,血压高。

（3）脑疝衰竭期：呼吸抑制，不规则，脉搏细弱，血压急速波动至衰竭。

3.眼部症状

脑疝时首先是脑疝侧瞳孔缩小，但时间不长，易被忽略；以后病变侧瞳孔逐渐散大，光反射减弱，而出现两侧瞳孔不等大现象；最后脑疝衰竭期双侧瞳孔全部散大，直接和间接对光反射消失。在病变瞳孔出现变化的前后，可出现眼肌麻痹，最后眼球固定。

小脑幕孔下降疝时眼部症状主要是由同侧动眼神经的损害所致。动眼神经是一种混合神经，其中包含有两种不同作用的神经纤维，一种是副交感神经纤维支配的缩瞳肌和睫状肌；另一种是运动神经纤维，支配除上斜肌及外直肌以外的眼外肌。钩回疝时，瞳孔首先发生改变的原因有人认为副交感神经纤维分布在动眼神经的上部，当脑干向内向下移位时，使大脑后动脉压迫动眼神经，最初仅仅是副交感神经受到刺激，所以瞳孔缩小（刺激现象），后因神经麻痹而致瞳孔散大，支配眼外肌的运动神经纤维直径细并且对损伤敏感，所以脑疝发生时首先出现瞳孔改变。但以上仍然难以解释临床上各种复杂现象，其原理有待于进一步研究。

4.对侧肢体瘫痪或锥体束损伤

由于颞叶钩回疝压迫同侧大脑脚，损伤平面在延髓锥体束交叉以上，使支配对侧肢体的锥体束受到损伤。依据压迫程度不同可以出现不同程度的对侧肢体偏瘫或轻偏瘫或锥体束征阳性。

少数病例也有出现同侧肢体偏瘫及锥体束征者，这可能是由于海马回及钩回疝入小脑幕孔内将脑干挤向对侧，使对侧大脑脚在小脑幕切迹游离缘上挤压较重。极个别情况属于解剖变异，锥体束纤维可能未行交叉而下降。小脑幕疝时出现的病变同侧动眼神经麻痹及对侧肢体偏瘫，即形成交叉性瘫痪。这是中脑受损的典型定位体征（Weber综合征）。

5.去大脑强直

脑疝衰竭期，患者表现为双侧肢体瘫痪或间歇性或持续性四肢伸直性强直。往往同时伴有深昏迷，瞳孔两侧极度散大，呼吸不规则，高热等生命体征危重变化。去大脑强直是由于脑疝挤压，在脑干红核及前庭核之间形成横贯性损伤，破坏了脑干网状结构下行抑制系统的结果。其四肢伸直性强直与去大脑皮质后上肢屈曲，下肢伸直性强直不同，后者的损伤部位是两侧大脑皮质或两侧内囊损害。

（二）枕骨大孔疝的临床症状

1.枕颈部疼痛及颈肌强直

慢性枕骨大孔疝时，除有颅压增高症状外，常因小脑扁桃体下疝至颈椎的椎管内,上颈脊神经根受到压迫和刺激,引起枕颈部疼痛及颈肌强直以至强迫头位。慢性枕骨大孔疝,有时因某一诱因(如用力咳嗽,腰穿放出大量脑脊液或过度搬运头部等)而引起脑疝急剧恶化,出现延髓危象甚至死亡。

2.呼吸受抑制现象

由于小脑扁桃体对延髓呼吸中枢的压迫,表现为呼吸抑制,呼吸缓慢或不规则,患者此时往往神志清楚但烦躁不安。脑疝晚期,呼吸首先停止。

3.瞳孔

由于枕大孔疝不直接影响动眼神经,所以不会出现动眼神经受压症状。但这种脑疝发生时,初期常为对称性瞳孔缩小,继而散大,光反射由迟钝变成消失。这是急性脑缺氧损害动眼神经核的结果。

4.锥体束征

枕骨大孔疝时,由于延髓受压,可以出现双侧锥体束征。一般由于小脑同时受累,故肌张力和深反射一并消失,锥体束征也可能不出现。常表现为四肢肌张力减低。

5.其他

生命体征改变及急性颅压增高表现同小脑幕孔疝。

五、诊断

(一)病史及临床体征

注意询问患者是否有颅压增高症的病史或由慢性脑疝转为急性脑疝的诱因。颅压增高症患者突然昏迷或出现瞳孔不等大,应考虑为脑疝。颅压增高患者呼吸突然停止或腰穿后出现危象,应考虑可能为枕骨大孔疝。

诊断小脑幕孔疝的瞳孔改变应注意下列各种情况。

(1)患者是否应用过散瞳或缩瞳剂,是否有白内障等疾病。

(2)脑疝患者如两侧瞳孔均已散大,不仅要检查瞳孔,尚可以检查两眼睑提肌的肌张力是否有差异,肌张力降低的一侧,往往提示为动眼神经首先受累的一侧,常为病变侧。当然也可对照检查肢体肌张力,锥体束征及偏瘫情况以确定定位体征。

(3)脑疝患者两侧瞳孔散大,如经脱水剂治疗和改善脑缺氧后,瞳孔变为一侧缩小,一侧仍散大,则散大侧常为动眼神经受损侧,可提示为病变侧。

(4)脑疝患者,如瞳孔不等大,假使瞳孔较大侧光反应灵敏,眼外肌无麻痹现象,而瞳孔较小侧睑提肌张力低,这种情况往往提示瞳孔较小侧为病侧。这是由病侧动眼神经的副交感神经纤维受刺激而引起的改变。

体检时如仅凭瞳孔散大一侧定为病变侧,而忽略眼外肌改变及其他有关体征即进行手术检查,则有时会发生定侧错误,因此应当提高警惕。

脑外伤后即刻发生一侧瞳孔散大,应考虑到是原发性动眼神经损伤。应与眶尖或眼球损伤鉴别。

(二)腰椎穿刺

脑疝患者应禁止腰穿。即使有时腰穿所测椎管内压力不高,也并不能代表颅内压力,因为小脑扁桃体疝可以梗阻颅内及椎管内的脑脊液循环。

(三)X线检查

颅、胃平片(正侧位)。注意观察松果体钙化斑有无侧移位、压低或抬高征象。

(四)头颅超声检查

了解是否有脑中线波移位或侧脑室扩大。以确定幕上占位性病变侧别。个别病例可见肿瘤或血肿的病理波。

(五)脑血管造影术

颞叶钩回疝时除有幕上大脑半球占位性病变的特点之外,还可见大脑后动脉及脉络膜前动脉向内移位。小脑幕孔上升疝时相反。慢性小脑扁桃体疝时,气脑造影时气体往往不能进入第四脑室内而积存在椎管中,有时可显示出小脑扁桃体的阴影。

(六)CT扫描检查

小脑幕孔疝时可见基底池(鞍上池)、环池、四叠体池变形或消失。下疝时可见中线明显不对称和移位。

(七)MRI检查

可观察脑疝时脑池变形、消失情况,清晰度高的MRI可直接观察到脑内结构如钩回、海马回、间脑、脑干及小脑扁桃体。

六、治疗

(一)急救措施

脑疝发生后患者病情突然恶化,医务人员必须正确、迅速、果断地奋力抢救。其急救措施,首先应降低颅内压力。

1.脱水降颅压疗法

由于脑水肿是构成脑疝恶性病理循环的一个重要环节,因此控制脑水肿发生和发展是降低颅压的关键之一。颅内占位性病变所导致的脑疝,也需要首先应用脱水药物降低颅压,为手术治疗争得一定时间,为开颅手术创造有利条件。因此在脑疝紧急情况下,应首先选用强力脱水剂由静脉快速推入或滴入。

高渗透性脱水药物是通过静脉快速大量注射高渗药物溶液,使血液内渗透压增高,由于血-脑屏障作用,这种大分子药物不易进入脑及脑脊液内,在一定时间内,血液与脑组织之间形成渗透压差,从而使脑组织及脑脊液的水分被吸收进入血液内,这部分水分再经肾脏排出体外,因而使脑组织脱水。同时因血液渗透压增高及血管反射功能,抑制脉络丛的滤过和分泌功能,脑脊液量减少,使颅内压力降低。此类药物有高渗盐水溶液、甘露醇和高渗葡萄糖溶液等。

利尿性药物的作用是通过增加肾小球的滤过和抑制肾小管的再吸收,尿量排出增加,使全身组织脱水,从而降低颅压。此类药物如依他尼酸钠、呋塞米、乙酰唑胺,氢氯噻嗪等。

脱水降颅压疗法的并发症:长时间应用强力脱水药物,可引起机体水和电解质的紊乱,如低钾和酸中毒等现象。颅脑损伤和颅内血肿患者,脱水降颅压疗法可以使这类患者病情延误或使颅内出血加剧。因此在颅脑损伤患者无紧急病情时,一般伤后12小时内不用脱水药物而要严密观察。脱水疗法可能导致肾功能损害。心血管功能不全者,可能引起心力衰竭。

应用脱水降颅压疗法的注意事项如下。

(1)高渗溶液的剂量和注入的速度直接影响脱水降颅压的效果:一般用量越大,颅压下降越明显,持续时间越长;注入速度越快,降颅压效果越好。

(2)高渗溶液内加入氨茶碱250mg或激素(氢化可的松100~200mg)可增强降颅压效果。

(3)在严重脑水肿和颅压增高发生脑疝的紧急情况下,应当把20%甘露醇作为首选药物,足量快速静脉推入或滴入,为进一步检查和治疗做好准备,但应注意纠正水电解质的紊乱。

2.快速细孔钻颅脑室体外持续引流术

颅内占位性病变尤其是颅后窝或中线部位肿瘤,室间孔或导水管梗阻时,即出现脑室扩大。在引起脑疝危象时,可以迅速行快速细孔钻颅,穿刺脑室放液以达到减压抢救目的。应用脱水药未达到治疗效果者行脑室穿刺放液,脑室体外引流常常可以奏效。婴幼儿患者,也可以行前囟穿刺脑室放液。对于幕上大脑半球占位性病变所致的小脑幕孔疝时不适宜行脑室引流,这类引流可加重脑移位。

(二)去除病因的治疗

对已形成脑疝的病例,及时清除原发病灶是最根本的治疗方法。一般在脑疝代偿期或前驱期,清除原发病灶后,脑疝大多可以自行复位。但在脑疝衰竭期,除了要清除原发病灶,对某些病例还需要处理脑疝局部病变。处理脑疝局部的方法如下。

1.小脑幕孔疝

切开小脑幕游离缘,使幕孔扩大,以解除"绞窄",或直接将疝出脑组织还纳复位。有时在清除原发病灶颅压降低情况下,刺激患者的气管,引起咳嗽,以帮助脑疝还纳。

2.枕骨大孔疝

清除原发病灶外,还应将枕骨大孔后缘、寰椎后弓椎板切除,并剪开寰枕筋膜,以充分减压,解除绞窄并使疝下的脑组织易于复位或者直接将疝出的小脑扁桃体予以切除以解除压迫。

由巨大脑脓肿、慢性硬脑膜下血肿引起的脑疝,可以先行体外引流以降低颅压,待患者情况稳定后再考虑开颅手术。

(三)减压手术

原发病灶清除后,为了进一步减低颅压,防止术后脑水肿,或者原发病灶无法清除,则常常需要进行减压手术。减压术的目的是为了降低颅压和减轻脑疝对脑干的压迫。常做的减压术为颞肌下减压术、枕肌下减压术和内减压术。前两者减压时,切除的骨窗应够大,硬脑膜切开要充分,以达到减压的目的,后者应切除"哑区"的脑组织。对于颅内压很高的颅脑损伤合并血肿者,还可以考虑大骨片减压或双额叶切除减压等。

(四)椎管内加压注射脑疝还纳术

当颅后窝或中线部位占位性病变,突然发生脑疝以致呼吸停止的紧急情况下,一方面行人工呼吸及快速细孔钻颅,脑室体外引流并应用脱水降颅压疗法。一方面注射呼吸兴奋药物,若此时患者呼吸仍不恢复,为使疝出的小脑扁桃体复位,还纳至颅内,减少对延髓的压迫和牵拉,在颅压降低的前提下,向腰椎穿刺的椎管内快速注射生理盐水 50～100mL,使椎管压力升高,将疝出之小脑扁桃体推回颅内。推入液体同时,可见到脑室体外引流管的液体快速流出,有时可有一定效果。

第五章

中枢神经疾病

第一节　脑膜炎

一、病因

在过去的10年里,随着嗜血杆菌B型多克隆结合疫苗的产生,儿童感染细菌性脑膜炎的发生率得到了有效控制。目前导致脑膜炎的病源菌主要有肺炎链球菌(47%)、奈瑟脑膜炎球菌(25%),以及李斯特菌属(8%)。在细菌性脑膜炎中,导致病死率最高的是肺炎链球菌感染,病死率可高达26.3%。相关的预后危险因素包括年龄大于60岁、高血压、入院24小时内出现惊厥、入院时意识不清等。由于术后广泛、预防性地使用抗生素,开颅术后出现脑膜炎的病例不多见,其发生率为1%~6%。开放性、凹陷性颅骨骨折发生颅内感染的概率为4%~10%,外科清创术可降低其发生率。

导致脑膜炎感染的原因在不同年龄组有明显差异。引起脑膜炎的革兰阳性菌有肺炎链球菌及李斯特杆菌。革兰阴性菌包括脑膜炎奈瑟双球菌及小细胞多形性嗜血杆菌。神经外科手术后颅内感染多由葡萄球菌引起,其他的致病菌包括大肠埃希菌、肺炎克雷伯菌属、气性假单胞菌等。脑室-腹腔分流的分流管表面炎症多由表皮葡萄球菌及丙酸杆菌属引起。脑穿通伤时厌氧菌及革兰阴性菌可以进入颅内,颅底骨折脑脊液漏时,鼻咽部的细菌可以进入颅内,引发感染。导致慢性脑膜炎的病原体有梅毒螺旋体、结核分枝杆菌、钩端螺旋体、真菌、荚膜组织胞浆菌属、芽生菌属、球孢菌属,以及绦虫类寄生虫。

细菌性脑膜炎是发生于蛛网膜下隙的化脓性炎症。在组织学上,中性粒细胞是中枢神经性系统感染后的炎症反应细胞,中性粒细胞进入蛛网膜下隙,形成一层覆盖在皮质表面的渗出物,不过中性粒细胞的运动方式尚不明确。炎性细胞向小血管内渗透聚集可造成血栓形成,进而导致脑梗死。临床上,大多数脑膜炎病例没有明显的感染源。相对常见的感染源包括:①鼻咽部及上呼吸道细菌的细菌感染,可以通过血源性途径进入中枢神经系统或者通过脉络丛组织进入脑脊液。新生儿因为免疫防御系统尚未发育完全,更容易发生细菌性脑膜炎;②乳突炎、中耳炎及静脉窦炎,通过导血管内炎症栓子进入中枢神经系统;③其他如颅骨骨髓炎、皮肤窦道、开放的脊髓脊膜炎、眼眶蜂窝织炎、头部外伤、腰椎穿刺、脑室穿刺的植入物、脑脊液分流的植入物或软组织损伤均可导致细菌直接进入中枢神经系统。神经外科手术后1周内发生的颅内感染,很有可能是在手术中就有细菌植入;晚期发生的颅内感染多由血源性感染引起,或是从受损组织、体内植入物进入。脑室腹腔分流手术多在术后2个月内发生颅内感染。脑室外引流的患者,如果5天内更换导管,发生感染的概率约为6%,如果摆放的时间更长,发生感染的概率可高达18%。

二、临床表现

临床上,脑膜炎一般在初始症状出现后72小时到达高峰。典型的表现包括发热、头痛、呕吐、颈项强直、视物模糊、疲倦、精神性格变化、嗜睡及昏迷等。50%的脑膜炎患者脑膜刺激征阳性,表现为颈部抵抗,克氏征、布氏征阳性。脑膜炎出现局灶性神经功能缺损表现并不常见,除非有血管闭塞或血栓性静脉炎导致血栓形成。约10%的脑膜炎患者可出现脑神经损害,包括动眼神经、滑车神经、展神经、面神经及前庭蜗神经的损害。脑膜炎患者较少发生视盘水肿(1%),如出现,往往提示其他疾病。25%~30%的脑膜炎患者可出现惊厥,多由肺炎链球菌引起。相比其他年龄段,新生儿更易发生脑膜炎,临床表现为精神萎靡、易激惹、拒奶、呼吸困难、前囟膨出、嗜睡、体温不稳定及黄疸等。

神经外科术后患者出现惊厥发作、发热、意识变化,以及脑膜刺激征均提示脑膜炎的可能。高龄患者如果合并其他临床疾病,可以出现意识模糊,但通常没有高热。出现体温明显升高往往是细菌性脑膜炎逐渐发展的表现。头部外伤患者诊断脑膜炎比较困难,因为要与外伤后遗症相鉴别。所有患者一旦出现精神性格改变,首先需将脑膜炎作为一个潜在的原因加以排除。

三、辅助检查

细菌性脑膜炎感染后,外周血中的多形核白细胞计数及红细胞沉降率增高。据报道,常见的微生物感染所致脑膜炎的患者中,血培养阳性率为50%～75%。对于出现神经系统损害或惊厥发作而疑诊脑膜炎的患者,CT检查是一种重要的诊断手段。CT检查应该在腰椎穿刺之前完成,其目的是排除颅内占位性病变,否则腰椎穿刺排放脑脊液后有诱发脑疝的危险。一些文献报道细菌性脑膜炎患者发生脑疝的概率大于1%,在小儿及新生儿可高达6%。脑膜炎患者的CT及MRI检查通常提示正常,有时在蛛网膜下隙或脑干周围可见强化。其他的一些颅内疾病,如脑脓肿、硬膜下积浓、脑炎、静脉窦血栓等临床表现可以与细菌性脑膜炎很相似,CT或MRI可鉴别。对怀疑细菌性脑膜炎的患者,在抗生素使用之前,行腰穿脑脊液取样,同时送检脑脊液培养、革兰染色、糖和蛋白定量以及细胞计数。一些脑膜周边病变,如,脑脓肿、脑或脊髓硬膜外脓肿、硬膜下积脓、骨髓炎或皮窦炎的脑脊液分析结果可以与化脓性脑膜炎很相近。

脑脊液需要常规进行革兰细菌染色和培养。60%～90%的急性细菌性脑膜炎患者,可通过脑脊液革兰染色明确感染微生物。细菌性脑膜炎患者其脑脊液压力通常增高,波动在200～500cmH$_2$O(1cmH$_2$O≈0.735mmHg)。在开始使用抗生素治疗之前,白细胞计数可增高至(1000～5000)/mm³。在细菌性脑膜炎患者中,50%～60%的患者脑脊液糖测定低于2.2mol/L,几乎所有患者的脑脊液蛋白测定都明显增高。如果此前没有接受抗生素治疗,细菌性脑膜炎患者的脑脊液培养阳性率为70%～85%,不过培养结果通常需要等待48小时。

当脑脊液革兰细菌染色及培养结果阴性时,胶乳凝集试验具有一定的诊断意义。对于常见的脑膜炎病原体,聚合酶链反应(PCR)有91%的敏感度及特异性。如果试图区分病毒性脑膜炎或细菌性脑膜炎,可用脑脊液中乳酸盐浓度作为指标,大于4.2mmol/L为阳性,其敏感性为96%,特异性为100%。神经外科手术术后患者疑诊脑膜炎时,如果脑脊液乳酸盐浓度大于4.0mmol/L,应立刻实施经验性的抗生素治疗,随后根据其他的检查结果调整抗生素。

四、治疗

严重的细菌性脑膜炎患者,在抗生素治疗之前,其脑脊液样本中往往已含有大量抗原或细菌微生物。临床上如果使用抗生素后72小时症状仍没有改善,应该再次行腰椎穿刺检查。抗菌治疗延迟(24小时后)是后续出现神经性并发症的危险因素。目前,针对细菌性脑膜炎患者,临床上仍没有足够的资料来指导首诊医师如何快速使用抗生素,然而,细菌性脑膜炎是神经系统急症,一旦临床考虑可能为细菌感染,应及时给予恰当的治疗。应测定脑脊液样本中的最小抑菌浓度及最小杀菌浓度,确保脑脊液中抗生素浓度较最低杀菌浓度高10~20倍。影响脑脊液中药物浓度的因素包括分子大小、脑膜炎感染的严重程度及药物脂溶性。

治疗细菌性脑膜炎的同时,应注意以下并发症的防治,如菌血症、惊厥、休克、弥散性血管内凝血、颅内压增高引起的脑疝。惊厥发作时需要抗惊厥治疗;出现休克表现时要补充容量,同时深静脉置管,测定中心静脉压及肺动脉楔压,以此来指导抗休克治疗;低钠血症可增加颅内压,应该设法避免;颅内压增高可使用利尿药、高渗药、类固醇激素。类固醇激素被用来治疗细菌性脑膜炎仍存在争议。不过,基于现有的临床资料,对B型嗜血杆菌感染的新生儿或小儿脑膜炎患者,以及疑诊或确诊的肺炎球菌感染的成人脑膜炎中,应该在抗生素治疗前10~20分钟应用地塞米松治疗(0.15mg/kg,每6小时1次,持续2~4天),或至少与抗菌药物同时应用。地塞米松可减轻脑水肿,减少神经性耳聋的发生率,降低细菌性脑膜炎的病死率,降低肿瘤坏死因子及白介素-1的水平。

脑膜炎治疗中抗生素的选择要基于微生物对抗生素的敏感性。影响抗生素选择的因素包括患者的年龄,是否为院内感染。

应用抗生素的持续时间取决于病原微生物,原则上,治疗嗜血杆菌需7天,治疗奈瑟脑膜炎球菌需7天,治疗肺炎球菌需10~14天,治疗链球菌需14~21天,治疗革兰阴性需氧菌需21天,治疗李斯特菌属不少于21天。

脑外伤后最常见的中枢神经系统感染是细菌性脑膜炎,其发生率为0~22%。颅底骨折出现脑脊液耳漏或鼻漏后,脑膜炎的发生率为7%~50%。出现脑脊液漏后2周是发生脑膜炎的高峰期。56%~80%的外伤后脑膜炎患者由肺炎链球菌引起,不过脑脊液培养的阳性率仅为30%。

85%的外伤后脑脊液漏在1周内可自行停止,其余大部分可在4~6周内停止。持续脑脊液漏患者可行持续腰大池置管引流5~7天。出现下列情况:脑脊液漏2周后仍没有减少、持续6周以上、引起脑膜炎或一再复发的,可考虑外科手术。开放性颅脑外伤行急诊手术是必要的,因为术后颅内感染的概率可降至1%~10%。

对颅底骨折没有并发脑膜炎的患者,是否预防性使用抗生素仍有争议,因为预防性抗生素的使用并没有降低颅内感染的发生率。一旦出现脑膜炎,恰当的抗生素治疗应该直接针对感染的细菌,没有颅内感染时不建议使用抗生素,其主要原因是防止出现细菌耐药引起颅内感染升级。开放性脑脊膜膨出并且漏口尚未封闭时应使用抗生素。在隐性脊柱裂患者中,如果存在皮下窦道并伴有反复的脑膜炎,应接受恰当的抗生素治疗,并外科手术封闭漏口。

五、预后

尽管已经选择恰当的抗生素来治疗脑膜炎,但仍有10%~50%的患者会留下永久的神经系统后遗症。脑膜炎急性期并发症主要有脑水肿、抗利尿激素分泌不当综合征(30%为儿童),以及脑室炎(30%)。脑膜炎中期并发症主要为硬膜下积脓、脑脓肿、硬膜外脓肿以及脑积水。远期并发症为学习能力丧失(25%为儿童)、运动功能障碍,以及失聪(5%~25%的新生儿感染肺炎脑膜炎链球菌)。如果抗生素治疗恰当,细菌性脑膜炎的致死率不足10%。外伤后脑膜炎的致死率约为6%。

第二节 脑脓肿

一、病因

成年男性在他们生命的前30年里容易患脑脓肿,儿童的发病高峰年龄为4~7岁。儿童患者中,有25%患有先天性心脏病,先天性心脏病的儿童如果存在右向左的分流(50%为法洛四联征患儿),其脑脓肿的发病率为普通儿童的10倍。

有10%~37%脑脓肿患者病因始终无法明确。约2/3的患者是由相邻部位感染扩散至颅内所致(如鼻旁窦、中耳及乳突气房)。外伤后感染所致脑脓肿占9%,另外25%为血液循环弥散所致。脑脓肿感染源通常为骨髓炎、牙源性感染、肺部感染、急性憩室炎、亚急性细菌性心内膜炎。直接由感染灶蔓延形成的脓肿通常是单发的,而由血液循环弥散的脓肿常多发。额叶脓肿经常与鼻旁窦炎有关,鼻窦感染通过板障静脉进入颅内。中耳及乳突炎症通过直接蔓延或颞叶导血管造成颞叶脓肿,小脑脓肿通常由乳突炎直接蔓延而来。

先天性心脏病患者由于慢性低氧血症,导致红细胞增多、血液黏滞度增高,易于发生血栓性脑梗死、脑组织坏死,引发脑脓肿。脓肿发生在与灰质相邻的白质缺血区域,由于增生血管促进胶原蛋白沉积,此处脓肿壁最厚。影响脓肿壁形成的因素还包括低氧,因为低氧限制了成纤维细胞在脑内移行,从而妨碍了新生血管及脓肿壁的形成。脓肿壁最薄弱处,多位于远离皮质处,这也是脓肿有时破入脑室的原因。外伤后早期形成脓肿的原因往往是由于泥土碎屑及残留的碎骨片污染。

牙源性或耳源性厌氧菌,如链球菌及拟杆苗,是形成脑脓肿的最常见致病菌。需氧球菌、革兰阴性杆菌、葡萄球菌通常为外伤后最常检出细菌。从鼻旁窦分离出的导致脑脓肿的微生物常见的有需氧葡萄球菌、厌氧菌及流行性感冒杆菌。真菌性脑脓肿通常源于那些免疫力低下的肺部曲霉菌感染患者。弓形虫感染所致脑脓肿通常会出现在艾滋病患者身上。新生儿或儿童脑膜炎后脑脓肿的致病菌通常为革兰阴性菌,如大肠埃希菌、变形杆菌属、柠檬酸菌属等,这与胎盘转运免疫球蛋白及补体缺乏有关。大多数脑脓肿与单一细菌感染有关,有30%~60%的患者与多种细菌感染有关。

二、临床表现

脑脓肿的临床症状与体征通常为占位效应所致,这种症状发展较颅内肿瘤要快得多。75%的患者就诊时在2周之内出现头痛症状,50%以上患者会出现低热、痫样发作;由于颅内压升高,大约50%患者会出现恶心及呕吐。至少60%的患者有局灶性神经功能缺损或意识状态改变,谵妄甚至昏迷。小脑脓肿的患者会出现眼球震颤及共济失调。在新生儿会出现易激惹,头围不断增大,癫痫样发作甚至生长发育停止。

三、辅助检查

常规实验室检查对脑脓肿诊断意义不大。腰椎穿刺是禁忌的,因为有诱发脑疝的危险(15%~20%)。CT对脑脓肿精确定位诊断的敏感率为95%~99%,而且对脓肿的分期有确诊意义,同时可以评价治疗效果。脑炎时期在CT上会表现出边界不清的低密度区域,增强扫描后会强化。一旦脓肿形成,它会被一个高密度区域包围,在CT影像上形成环形强化。一个成熟的脑脓肿在CT影像上会与早期颅内肿瘤、颅内转移瘤、脑梗死、吸收期血肿及放射性坏死相似。

与CT相比,磁共振扫描在脑脓肿的诊断方面更有优势。因为它可以从三维角度观察病灶,而且从一些特殊扫描序列可以得到更多的病灶信号特征。在磁共振T2像上,脓肿周边水肿与脑组织相比为低信号,脓肿中央为等信号或高信号,而脓肿壁为低信号。脓肿壁在T2像上有多种表现,因为脓肿周边的巨噬细胞吞噬作用相当活跃;磁共振增强扫描较CT增强扫描更容易显示脓肿壁。放射性核素显像能够区分肿瘤与脓肿,其敏感性为100%,特异性为94%。

四、治疗

(一)药物治疗

抗感染治疗是脑脓肿重要的治疗手段之一,不过,即使给予了足够的药量,脓肿内的酸性环境也会降低一些抗生素的效果。能透过血-脑屏障的抗生素,包括氯霉素、复方新诺明、第三代头孢类抗生素、甲硝唑、青霉素、万古霉素和利奈唑胺。抗感染的失败原因包括药物选择不当、药量不足、微环境及细菌产生的酶对致病微生物的保护。

随着有效抗生素的广泛使用,非手术治疗逐渐被提倡并在一些脑脓肿患者中获得满意的疗效。药物治疗脑脓肿主要针对:多发脑脓肿、脓肿位于脑深部或功能区、伴发脑炎或脑室炎、存在脑积水需要行脑室腹腔分流术,如行脓肿引流容易导致感染,手术风险过高。对于多发脓肿,并且这些脓肿直径小于2.5cm的患者首选单纯药物治疗。

在细菌培养及药敏试验结果出现之前,经验性的抗生素选择包括青霉素、第三代头孢类抗生素、甲硝唑、克林霉素、万古霉素及利奈唑胺。抗癫痫治疗是必要的。对有明显占位效应并导致神经功能障碍的病例可以使用激素治疗,因为激素可以减少抗生素进入正常中枢神经系统、阻碍成纤维细胞形成胶原包裹脓肿、减少毛细血管对白细胞渗透而抑制炎性反应。

单纯抗感染治疗也有其缺点,如由于不能确定致病菌而需要联合使用多种抗生素,且病变可能是梗死,肿瘤或溶解的血肿。一旦选择抗感染治疗,其疗程应该是6~8周,而且每周复查1次CT以明确治疗效果。抗感染治疗停止后应每月复查CT 1次,直到脓肿彻底消失。脓肿彻底消失后4个月复查CT 1次,最多9个月时安排增强CT扫描。治愈者应随访12个月,每隔2~4个月复查CT 1次,以明确是否存在延迟复发的脓肿。5%~20%的脑脓肿患者在6周内停药后脓肿复发。

(二)外科治疗

外科手术是脑脓肿诊断及治疗的手段之一,主要术式包括脓肿抽吸术、立体定向下脓肿抽吸术、开颅脓肿切除术和持续引流术。这里介绍临床常用的脑脓肿抽吸术和脑脓肿切除术。

1.脑脓肿抽吸术

(1)适应证:①临床已明确诊断,可先行穿刺术治疗;②脑脓肿位于深部或重要功能区;③危重患者或小儿脑脓肿,不能耐受较大手术者;④病程较短,影像学显示脓肿壁较薄者。

（2）禁忌证：①多房性脑脓肿；②被膜厚，脑脓肿脓腔小者；③脑脓肿破入脑室者。

（3）手术方法：①麻醉与体位。多用普鲁卡因局部浸润麻醉或全身麻醉；患者的体位大多数可选用仰卧位或侧卧位，按穿刺点在上方的原则进行。②切口。在定位明确后，选择距离脓肿最近和远离功能区的头皮上做3～4cm长的切口，止血，并以皮肤自动牵开器撑开切口。③颅骨钻孔。切开颅骨骨膜，用骨膜剥离器剥开，分别以尖钻头、圆钻头钻开颅骨，显露出硬脑膜；也可颅锥行颅骨钻孔。④硬脑膜切开。电凝止血，以尖刀片切开小口（或以电凝止血硬脑膜后，使用电凝镊子由浅入深地连同皮质血管一并电凝止血），再行皮质血管止血，准备进行脓肿穿刺。⑤脑脓肿穿刺。在颅骨四周以脑棉片进行保护，防止脓肿腔因压力过高而外溢造成污染，取脑针由浅入深进行脓肿穿刺；遇阻力稍加力便可刺入脑脓肿，见有脓液流出，妥善固定脑针，缓慢抽出脓液，留取标本进行细菌培养及药敏试验，然后注入抗生素生理盐水于脓腔内，反复冲洗，切忌过快、重力冲洗。⑥缝合切口。

（4）术后处理：术后即行CT扫描，进行术前、术后的对比，同时作为下一次治疗的参考。

（5）进行重复穿刺治疗时，采取的方法与第一次相似。无须拆开切口，只需以较粗的脑穿刺针经头皮和颅骨孔刺入脓腔，穿刺抽吸。

（6）应用立体定向仪实施手术更有其优越性。

（7）术中注意要点：①术中定位必须准确；②穿刺时，勿穿破对侧脓肿壁或穿入脑室，防止感染扩散；③若穿刺小脓肿时，穿刺方向宜朝向前外侧，深度不可过深，亦不可向中线穿刺，以防损伤脑干；④抽吸、冲洗切忌过快，用力过猛，应以缓慢轻柔为宜；⑤应以脑棉片妥善保护切口，防止脓液外溢发生污染。

（8）脑脓肿抽吸术有以下优点：①局部麻醉（简称"局麻"）下即可完成手术；②操作相对简单；③能够较快缓解颅内压增高；④能够明确诊断及定位病灶；⑤能够明确致病菌；⑥能够确定脓肿壁的存在。在CT或MRI引导下，一单发或多发脓肿、深部及功能区脓肿都能安全穿刺治疗。其缺点：①有70%患者需要反复穿刺；②存在脓肿破入脑室或漏入蛛网膜下隙，导致脑膜炎或脑室炎的风险。

2.脑脓肿切除术

（1）适应证：①脓肿位于非重要功能区，包膜形成良好者；②小脑内脓肿；③多房脓肿或相邻多发脓肿；④外伤后脓肿有残留异物；⑤反复穿刺抽脓或引流术后未能根治者；⑥复发性脑脓肿或脓肿穿破脑室者；⑦真菌性脓肿，因抗真菌药物无法透过血-脑屏障者。

（2）开颅脑脓肿切除术不适用于脑深部脓肿、感染处于脑炎期及多发脓肿。

（3）手术方法：①颅骨骨瓣开颅。②脓肿定位。一般可见脑皮质肿胀，脑沟变浅，脑回变平，增宽，浅部脓肿局部可见黄色病变区，局部变软或有囊肿样感觉。选择哑区，电凝止血后，以脑针进行试探，一般不穿破脓肿壁，如脓肿张力高，壁薄，预估分离中易破溃可先抽出部分脓液，并留送细菌培养。③一般在距脓肿最浅处切开皮质，沿穿刺针道，用吸引器吸除脑组织直达脓肿壁，然后沿脓肿壁周边分离，逐步暴露和游离出脓肿。如遇到深部脓肿壁与重要结构粘连，可先抽出脓液减压后，再分离脓肿壁取出。如脓肿壁与重要结构如较大血管等粘连紧密，也可残留部分脓肿壁，电凝止血。④用含庆大霉素盐水（500mL生理盐水加庆大霉素16万U）反复冲洗脓肿床，并用3%过氧化氢棉片覆盖每次不少于5分钟，冲净。⑤如脓肿清除后，脑压降低，术前患者意识清楚，则缝合硬膜，骨瓣复位。如脑肿胀明显，术前意识不清，则去除骨瓣，敞开硬膜。硬膜外留置硅胶管引流，严密缝合帽状腱膜，缝合头皮。

（4）术中注意：①尽量避免分破脓肿壁，如分破则用吸引器吸住破口吸除脓液后，将破口暂时夹闭；②注意用棉片保护周边脑组织；③脓肿周边的软化和坏死脑组织应彻底切除；④脓肿破入脑室，洗净污染脑脊液，切除脓肿全部包膜，做脑室持续引流。每天或隔天做腰椎穿刺鞘内应用抗生素。

五、预后

脑脓肿患者致残率与外科手术无关。轻偏瘫的发生率在50%以上。认知功能障碍及学习能力下降通常发生在儿童患者。不足50%的患者会出现长期癫痫发作。尽管过去单发或多发脑脓肿的死亡率均较高，但是目前其总体死亡率小于13%，影响脑脓肿死亡率的最主要因素是患者确诊时的神经功能状态。

颅内感染性病变是真正需要及时诊断及治疗的急症，CT及MRI检查不但可以为早期诊断提供依据，而且是正确随访疗效的方法之一。第三代头孢类抗生素因能透过血-脑屏障在颅内感染治疗中发挥良好的效果。尽管影像技术不断更新以及抗生素抗菌疗效不断提高，但是外科手术仍然是颅内感染诊断及治疗的重要手段。颅内感染曾经被一致认为是致死性疾病，但是结合先进的影像技术、精湛的外科技巧及不断更新的抗生素可以降低颅内感染的致残率及死亡率。

第三节 棘球蚴病

棘球蚴病是人体感染细粒棘球绦虫的幼虫(包虫)所引起的疾病。人体被这种犬绦虫的幼虫感染后在组织中形成充满液体的囊虫。世界上棘球蚴虫有15种,我国仅有2种:一种为细粒棘球绦虫,引起细粒棘球蚴病;另一种为多房棘球绦虫,引起多房棘球蚴病。

一、流行病学

(一)传染源

犬科不但是棘球蚴病的主要传染流,而且也是细粒棘球绦虫的终宿主,在流行区其感染率高达20%以上。狗吞食含包虫囊的绵羊内脏,包虫囊寄生在消化道,主要是小肠内,大约3个月即可发育为成虫,成熟的孕节片可爬出肛门及其周围引起瘙痒,此时狗用舌舔可以把节片带到口腔咬碎,致使虫卵污染全身体表。本病流行与犬感染率有关,国内流行区感染率为1.7%～19.5%。

(二)感染途径

人群感染的主要途径是与犬科类密切接触,犬皮毛上的虫卵污染手、衣物、食物等,再经口误入而感染;含虫卵的犬粪便还可以污染水源、蔬菜以及水果等,造成间接传染;此外,在干燥多风地区,虫卵既可随风飘至各处,又可通过呼吸道传染。

(三)易感人群

人是易感群体,但是牧区群体远比农区群体感染率要高。青壮年和儿童牧民,感染率较高,少数民族比汉族感染率高,无性别差异。泡型棘球蚴病多见于青壮年,特别是狩猎人员,而且男性多于女性。

二、发病机制

虫卵进入胃及十二指肠内,经消化液作用后,其内六钩蚴吸附于肠黏膜,钻入肠壁。一部分虫卵被局部免疫细胞包围而消灭,另一部分通过肠系膜静脉进入门静脉系统,寄生在肝脏,形成包虫囊,其中有些通过肝静脉、下腔静脉,寄生在肺脏,极少数可经体循环和淋巴循环至心脏及CNS,发生相应脏器的棘球蚴病。六钩蚴通过粗大的颈动脉进入脑和脊髓,由于脑血液循环的特点,大脑中动脉分布区是主要的病变部位,其中以顶叶、额叶处最多见,颅后窝脑干、小脑及颅底部位少见。颅内棘球蚴病共有两种类型：①原发性脑棘球蚴病，即幼虫经肝、肺和颈内动脉侵入颅内所产生的棘球蚴病；②继发性棘球蚴病，即其他部位原发包虫囊破裂，幼虫随血液循环经颈内动脉入颅形成的棘球蚴病。

脑棘球蚴病的主要致病机制：①包虫囊的自身体积可产生机械性压迫，并损伤邻近脑组织；②包虫囊产生一些化学物质，刺激毗邻的脑组织，发生免疫炎性反应；③包虫囊破裂，异性蛋白引起过敏反应。包虫在脑组织内经 1 个月左右发育成肉眼可见的囊泡，直径约 $250\mu m$；大约 5 个月后可发育为约 1cm 的囊泡。寄生期时间不等，从几年至十几年，最后形成巨大囊肿，对周围脑组织产生不同程度的压迫和损害，变性、死亡的包虫外囊逐渐增厚并钙化。如囊泡破裂，子囊、孙囊仍存活，内含的原头蚴脱落，移植到其他组织，又可发育成继发性棘球蚴病。若肺棘球蚴病的囊破入支气管，咳嗽时可传染他人；如随着痰液再吞咽到消化道，则形成继发性感染。当感染后，宿主免疫防御功能体液免疫和细胞免疫启动。特异性免疫蛋白（IgG、IgM、IgA 和 IgE）均可透过囊壁，破坏生发层，阻止棘球蚴增值。其周围出现大量巨噬细胞、嗜酸性粒细胞、淋巴细胞和中性粒细胞浸润，还有胶质细胞以及成纤维细胞增生。

三、临床表现

中枢神经系统（CNS）棘球蚴病的临床症状出现的比较晚，一般在感染之后数年才出现临床上，对 CNS 的损害主要有两方面。①颅内包虫囊压迫邻近脑组织，产生占位效应引发神经功能缺失，其具体表现与包虫囊所在部位有关。如各类型癫痫发作、偏瘫、失语、偏身感觉障碍以及其他相应脑神经症状。②包虫囊破裂后，释放大量抗原物质异体蛋白，引起急性变态反应性炎性病变，导致急性颅内压增高症状，表现为头痛、恶心、呕吐和眼底视盘水肿。

若包虫囊累及椎管，可引起脊髓压迫症状或脊髓半切综合征。脊髓受压平面以下运动障碍及锥体束征、深部感觉障碍；对侧浅痛觉和温度觉障碍，还可出现自主神经功能紊乱、大小便障碍。髓外硬膜下包虫囊还可出现神经根刺激症状，这是临床上有定位意义的早期症状。

四、辅助检查

(一)血常规

血常规检查示嗜酸性粒细胞增高，其次为淋巴细胞增高，中性粒细胞正常。

(二)腰椎穿刺

腰椎穿刺(简称"腰穿")腰穿压力增高超过200mmH$_2$O,有的甚至高达1000mmH$_2$O。若合并脊髓压迫症时,压力反而不高,但脑脊髓动力学发生改变,压颈试验提示脑脊液循环受到不同程度的阻塞。脑脊液常规检查,示嗜酸性粒细胞增高,其次为淋巴细胞;生化检查示糖和氯化物含量正常,蛋白质含量增高。

(三)免疫学检查

1.包虫皮内试验

取囊液0.1~0.2mL于前臂皮内注射,观察15~20分钟。阳性反应表现为局部红色丘疹或者出现伪足(立即反应);24小时后仍红肿,且有硬结(迟发反应),阳性率70%~95%。但是宿主体内包虫死亡后也呈假阳性。其他蠕虫病、肾病和结核等也可出现假阳性反应。

2.血清免疫学检查

间接血凝试验(IHA)与酶联免疫吸附试验(ELISA)、斑点ELISA等敏感性、特异性均非常强。检测循环抗原的双抗体夹心ELISA和反向IHA等不但适用于临床诊断,也可用于流行病学调查。

(四)影像学检查

1.颅脑X线

颅脑X线一般显示正常。目前在临床上已不是常规检查项目。少数病例由巨大包虫囊长期慢性压迫,致局部颅骨变形、变薄甚至骨破坏。此外,还有慢性颅内压增高的征象。少数病例可出现不规则条索状钙化或不全钙化环,有的显示不规则四块样的钙化呈磨玻璃样改变。

2.颅脑CT

颅脑CT是主要的常规检查方法之一。横断面平扫,常显示一个很大的圆形或椭圆形较均匀低密度区,边界清楚、表面光滑、囊壁很薄,以致CT平扫显示不清。多数病例为单房,少数为多房分隔或多囊。个别病例囊壁部分不规则增厚,尤其是靠近大脑镰或脑膜的部分,可以随着脑膜纤维组织增生,甚至出现条索样钙化的角质层,也可呈团块样钙化。囊壁周围无水肿或轻度水肿,有占位效应。大多数病例增强扫描不出现强化现象。少数病例可出现不完全、轻度不均匀钙化环,表明病变为慢性发展过程,而且包囊虫已经死亡;若为条索状钙化表示包虫还有存活的可能性。个别病例囊泡可自发破裂,引起急性脑炎或脑膜脑炎。

3.MRI

MRI较CT所提供的信息多且清晰。T1加权像显示一较大的均匀低信号囊性病变,边界整齐、清楚、周边信号更低。如同碳笔勾画(囊膜),周围未见水肿,还能显示单囊或是多发囊或多房囊,其内囊间隔也较清楚。T2加权像能显示完整大囊,为均匀高信号,与脑室内信号相似,但是周边呈非常整齐的低信号,较T1像差别更大,多发囊或多房囊的隔膜显示清晰,周围无水肿或轻度水肿。MRI可以提供三维图像,定位、定性的诊断率确实比CT显著提高,尤其是对游离水的多少非常敏感。MRI不受骨质影响,对颅后窝和寰枕区结构的显示同样非常清楚,但是对钙化的判断却不及CT。包囊周围的毗邻结构如脑室和脑池的位置、形态、大小明显改变并受压。

4.脑血管造影

脑血管造影动脉期显示一较大的乏血管区,边界清楚,周边由动脉血管包绕,显示其因受到极度牵拉、光滑而僵硬。有些血管受压,位置及走行改变,形成抱球样状态,呈"蜘蛛腿样"的血管勾画的占位病变。毛细血管期显示低密度影像,即乏血管区域,其周围血管明显受压拥挤,相对染色更强,与典型的脑膜瘤雪团样肿瘤染色的表现完全相反。静脉期相关毗邻的静脉或静脉窦明显受压、变形,位置和走行明显改变,有的静脉扩张增粗。

五、诊断与鉴别诊断

诊断要结合病史、临床表现和辅助检查。①流行病史:种族、职业、牧区生活史,与犬或畜牧接触史。②临床表现:有其他组织器官包虫感染的表现,如肝、肺、腹部不适,皮下结节;同时出现CNS症状如癫痫。对于颅内压增高或脊髓压迫症状者,要高度怀疑此病。③实验室资料:血常规、腰椎穿刺、免疫学检查均有非常重要的诊断价值。④影像学检查更是必不可少的诊断手段。

鉴别诊断:首先需要与其他CNS寄生虫病相鉴别,如脑囊虫病,还应与脑囊肿、脑脓肿、慢性硬膜下血肿或慢性硬膜下积液、表皮样囊肿、皮样囊肿、先天性脑穿通畸形及脑胶质瘤等相鉴别。

六、治疗原则

(一)病原治疗

1.吡喹酮

有部分杀灭包虫囊中原头蚴的作用,可使其头节外翻,顶突的小钩脱落。但此药透过囊壁的能力较差,故不能有效地破坏其生发层,不能控制包虫囊复发。药量:手术前服药10mg/kg,3次/天,连续5～7天;术后同样药量,连续5～7天。

2.苯并咪唑类药物

甲苯达唑可以降低原头节活性,使生发层和角质层变性、坏死。药量:单囊性包虫每天13～136mg/kg,3个月为1个疗程,总有效率为61.2%;多囊或多房性包虫26.8～169.5mg/kg,3个月为1个疗程,有效率为77.8%。

阿苯达唑是甲苯达唑同类衍生物,治疗囊型棘球蚴病效果很好,对泡型棘球蚴病亦有作用。较甲苯达唑疗效好,不良反应少。可造成一过性白细胞降低和谷丙转氨酶升高,以及消化道症状,恶心、食欲不佳,眩晕、皮肤瘙痒、脱发较少见,对胚胎有致畸作用,故妊娠女性禁用。药量每天20mg/kg,分2次口服。

阿苯达唑可透过囊壁,对原头蚴有杀灭作用,每天口服800mg,28天为1个疗程,共3个疗程。每个疗程应间隔2周。较甲苯达唑安全有效。

(二)手术治疗

有效治疗CNS棘球蚴病的主要方法是手术切除。应尽可能完整地将包虫囊切除。手术中应注意:①禁忌抽吸囊液,因为可能增加囊液外溢的危险性。②禁忌向囊内注入杀虫药。③切忌撕破包虫囊,否则溢出的囊液可产生强烈的过敏反应。根据经验,术中采用"水静力学排除法"在囊脑间隙缓慢注入生理盐水,利用体位帮助排出包囊,比以往用手术器械或棉花接触摘除方法效果好。此方法可以防止包囊破裂以及囊液所致的过敏性休克,因为囊液可使脑血管即刻(动脉更明显)收缩痉挛,血压下降,心脏停搏。有的病例为迟发过敏反应,术后1～2天出现血压下降,迟缓性休克,昏迷,甚至死亡。有研究报道,脑包虫囊破裂后,术中发现塌陷的囊壁增厚,脑组织失去膨胀的能力,囊壁与脑膜粘连,还有钙化的角质层,干酪样物质或黏液胶样物或脓样物。

有报道,用γ刀治疗脑棘球蚴病收到很好效果,术后近期出现水肿,3年后复查MRI发现水肿消失,包虫囊明显缩小。γ刀治疗脑棘球蚴病适用于较小包虫囊的病例和年老体弱不适合开颅手术的患者。

七、预后

CNS棘球蚴病死亡率较高,达20%～25%,平均存活期为3年,致残率也较高。完整无损手术摘除包囊的病例疗效理想,否则术中的破裂可导致过敏性休克,危及生命。

八、预防

必须做好卫生宣传工作,避免与犬密切接触,注意饮食卫生,避免病从口入。加强对牲畜的管理,对怀疑犬感染细粒棘球绦虫的犬应该进行驱虫治疗,用吡喹酮疗效好,同时将其圈养以防粪便污染水源、食物、蔬菜和饲料等。

第六章

功能神经疾病

第一节　癫痫

一、疾病定义

癫痫是脑部神经元高度同步化的异常放电所引起的一组综合征,常反复发作。由于异常放电神经元的位置不同,放电扩布的范围不等,患者的发作可表现为多种形式。世界卫生组织(WHO)统计结果表明,癫痫患病率在5‰～11.2‰,目前世界上至少有5000万癫痫患者,我国约有癫痫患者900万,其中难治性癫痫600万,每年新增癫痫患者40万。70%～80%的患者经系统药物治疗后,其癫痫发作可得到控制或缓解,而20%～30%的患者应用药物难以控制,称为药物难治性癫痫或顽固性癫痫。癫痫外科是针对药物难治性癫痫所采取的治疗手段,通过不同的手术治疗方法使患者发作停止或减轻。

二、诊断

(一)病史

详细询问病因,了解有无发作先兆以及发作诱因,发作频率以及次数,发作前、发作时和发作后的表现,治疗经过(服用何种药物,服药药量、时间)以及疗效等,对儿童应着重了解出生史、发热史。

（二）发作类型

1.部分性发作

根据发作时意识是否受累分为单纯部分性发作、复杂部分性发作以及部分性发作继发全身性发作三种类型，无意识障碍者称为单纯部分性发作，有意识障碍者称为复杂部分性发作。

（1）单纯部分性发作，发作时患者的意识始终存在，发作后能复述发作的细节。①运动性发作表现为身体的某一部位发生不自主抽动，多见于一侧眼睑、口角，或单侧肢体的抽动。②感觉性发作包括视觉性、听觉性、嗅觉性、体感性和眩晕性发作。③自主神经性发作表现为上腹不适、恶心、呕吐、面色苍白、出汗、竖毛、瞳孔散大等。④精神运动性发作可表现为各种类型的遗忘症（如似曾相识）、情感异常（恐惧、忧郁、欣快、愤怒）、错觉（视物变形、变大、变小，声音变强或变弱）、复杂幻觉等。

（2）复杂部分性发作，发作时患者对外界刺激没有反应，发作后不能或部分不能复述发作的细节，伴有意识障碍。可以由单纯部分性发作开始起病，继而出现意识障碍，或由意识障碍直接起病。

（3）部分性发作继发全身性发作：①单纯部分性发作进展为全身性发作；②复杂部分性发作进展为全身性发作；③单纯部分性发作进展为复杂部分性发作，然后继发全身性发作。

2.全身性发作

在发作初期就有意识丧失。

（1）全身强直-阵挛性发作：早期出现意识丧失、跌倒，在意识丧失、双侧强直后出现阵挛的序列活动，可由部分性发作演变而来，或一起病即表现为全身强直-阵挛发作。分为强直期、阵挛期和发作后期。

（2）强直性发作：表现为与强直-阵挛性发作中强直期相似的全身骨骼肌强良性收缩。

（3）阵挛性发作：类似全身强直-阵挛性发作中阵挛期的表现。

（4）失神发作：脑电图为规则而对称的3Hz棘-慢复合波及多棘-慢复合波，其特征是突然发生和突然终止的意识丧失，常在谈话、行走、进食或工作中突然发生，但无跌倒和全身抽搐。

（5）肌阵挛发作：表现为快速、短暂、触电样肌肉收缩，可遍及全身，也可限于某个肌群，常成簇发生。

（6）失张力发作：表现为肌张力突然丧失，可致患者跌倒。

3.不能分类的癫痫发作

迄今为止,尚无法分类的癫痫发作。

三、辅助检查

(一)脑电图

脑电图记录到的癫痫样发放是诊断癫痫的客观依据。包括头皮脑电图、长程视频脑电图等,必要时加做蝶骨电极、硬脑膜下电极或脑深部电极埋藏等检查。

(二)神经影像学检查

神经影像学检查包括头部CT、MRI检查等。

(三)其他检查方法

其他检查方法包括功能磁共振(fMRI)、磁共振波谱分析(MRS)、脑磁图(MEG)、PET、SPECT等。

(四)Wada试验

如病灶定位在功能区,特别是运动性语言区,术前可作Wada试验(异戊巴比妥试验)。

(五)其他

术前评估,如神经心理学评估、智力测试和临床记忆缺表评估等。

四、治疗方法

(一)药物治疗

抗癫痫药物治疗是癫痫治疗的主要方式,药物治疗可使70%～80%的患者达到缓解状态,应按照正规、系统的治疗原则选取抗癫痫药物,采取单药治疗的原则,对于单药治疗控制不理想的患者,再适当增加其他药物。

(二)手术治疗

(1)切除性手术:如皮质致痫灶切除术、颞前叶切除术、大脑半球切除术、选择性杏仁核海马切除术等。

(2)阻断癫痫放电传导通路的手术:如胼胝体切开术、多处软脑膜下横行纤维切断术(MST)等。

(3)毁损性手术:脑立体定向核团毁损术,如杏仁核海马毁损术,立体定向放射外科治疗也属于毁损术的范围。

(4)刺激性手术:如迷走神经刺激术、脑深部核团刺激术、慢性小脑刺激术等。

5.其他:如神经干细胞移植等,但尚未临床应用。

五、手术方法

(一)手术适应证

(1)颞叶内侧病变及海马硬化引起的癫痫,或有明确癫痫起源灶的继发性癫痫,优先考虑手术。

(2)顽固性癫痫,经系统药物治疗2~3年以上,每月发作2次以上应考虑手术治疗。

(3)婴幼儿和儿童的灾难性癫痫,影响脑的发育,应提早手术。

(4)手术治疗不会引起严重的功能缺失。

(二)手术禁忌证

(1)合并精神疾病者。

(2)智力严重低下者。

(3)患有严重(心、肝、肾等)内科疾患,不能耐受手术者。

(三)术前评估

术前完成开颅手术的各项检查与准备,同时完成癫痫的术前评估。术前评估包括Ⅰ期评估(非侵袭性)、Ⅱ期评估(侵袭性)和Ⅲ期评估(手术中验证)。

1.Ⅰ期评估(非侵袭性)

(1)临床评估根据癫痫发作病史、抗痫药治疗史、个人生活史(围生期)、内科和神经系统检查等进行评估。

(2)头皮EEG:EEG对癫痫的诊断既有定性的作用,也起定位指导的作用。包括依据常规EEG,睡眠诱发EEG,蝶骨电极EEG和长程视频EEG等。

(3)神经生理学试验对患者的智商、临床记忆量表测定或精神状态进行评估。

(4)神经影像学检查包括头部CT和MRI检查,对颅内先天性疾病以及颅内病变如灰白质异位、肿瘤、血管性疾病的定位、定性有重要意义,有助于发现颅内结构改变如海马硬化等。

(5)功能影像检查:包括SPECT、PET、MEG和MRS等。

2.Ⅱ期评估(侵袭性)

(1)Wada试验有助于了解该侧大脑半球语言、记忆和运动功能状态,判断大脑半球功能优势的侧别。

(2)硬脑膜下电极或深部电极监测进一步明确致痫灶位置。

3.Ⅲ期评估(手术中验证):术中皮质脑电图检查以确定致痫灶位置及范围。

(四)癫痫疗效评定方法

1.国际上对癫痫的手术分类多采用Engel分级方法:

Ⅰ级 术后癫痫发作消失(术后数周内癫痫发作除外)

  a术后癫痫发作完全消失

  b术后仅有单纯部分性发作

  c术后有癫痫发作,但癫痫发作消失至少2年

  d仅在停用抗癫痫药物时有发作

Ⅱ级 癫痫发作极少或几乎消失(每年不超过2次)

  a术后初期癫痫发作消失,但现在有极少数量的发作

  b术后癫痫发作极少

  c术后多于极少的癫痫发作,但极少发作至少超过2年

  d仅夜间发作

Ⅲ级 改善明显(发作减少>90%)

  a癫痫发作减少>90%

  b长期癫痫发作消失,间隔期超过随访期的一半,且不少于2年

Ⅳ级 改善不明显

  a癫痫发作明显减少(发作频率减少>50%,但<90%)

  b癫痫发作无明显改变(发作频率减少<50%)

  c发作更重

2.癫痫疗效评价方法:

(1)满意:癫痫发作完全消失(100%),除外术后早期几次癫痫发作,或每年偶尔有1~2次发作;

(2)显著改善:癫痫发作减少75%;

(3)良好:癫痫发作减少>50%;

(4)效差:癫痫发作减少25%~50%;

(5)无改善:癫痫发作治疗无效或效果更差。

六、出院医嘱

(1)术后继续应用口服抗癫痫药物,出院后定期复查,包括脑电图复查、神经影像学检查等。

（2）抗癫痫药物服用2～3年后，如果无发作，根据复查结果进行药物调整、减量或停药。

（3）服药期间应定期检查肝功能、血常规等，并监测抗癫痫药物的血药浓度。

第二节　帕金森综合征

帕金森综合征是一组在病因、病理、发病机制、临床表现、诊断和药物治疗等方面有许多不同之处，又有许多相似之处的临床综合征群，也是一组由各种原因或疾病引起的，其病理改变和临床表现与帕金森病颇为相似的疾病。随着神经科学及相关学科的发展，对帕金森综合征的研究不断深入，人们对帕金森综合征的了解亦逐步深化。

一、多系统萎缩

多系统萎缩（MSA）是一组原因未明的神经系统多部位进行性萎缩的变性疾病，一般包括特发性直立性低血压、橄榄体脑桥小脑萎缩和纹状体黑质变性。

这类疾病的病因及发病机制目前尚未明了。病理改变主要累及壳核、尾状核、苍白球外侧部、黑质、蓝斑、下橄榄核、小脑、脑桥及脊髓中间外侧柱等区的神经元丢失和胶质细胞增生。临床特点为隐匿起病，缓慢进展，症状相似但各有侧重，主要表现为自主神经功能障碍、帕金森综合征、小脑性共济失调和锥体系症状等。

由于MSA多有明显的帕金森综合征，易被误诊为帕金森病（PD）。有资料表明，在被诊断为特发性PD的病例中，3.6%～22%（平均8.2%）经尸解证实为MSA。由于MSA与PD的治疗、预后不同，临床必须加以区分。

两者鉴别要点：①MSA较PD进展更快；②MSA多为双侧对称起病，而PD为单侧起病；③MSA患者经左旋多巴治疗多无效，PD患者对左旋多巴反应良好；④MSA患者多早期即有括约肌功能障碍，PD患者多在晚期出现。

MSA的治疗困难，主要以对症治疗为主。预后不佳，多数患者在起病9.5年后死亡，死亡原因多为肺部感染、全身衰竭。

（一）流行病学

MSA在亚洲人、高加索人及非洲人中均有发病，目前相关的流行病学资料仍较少。MSA的患病率为（1.9～4.9）/10万例，年发病率约为0.6/10万例，该疾病好发于50岁以上人群，其年发病率约为3/10万。也有学者认为MSA的发病率远高于目前的报道,因为 MSA 在病程的早中期常误诊为其他疾病。MSA 常于 34～83 岁起病,平均发病年龄为 60 岁,并无明显的性别差异,病程 2～12 年,平均病程 6 年。

（二）病理

MSA 的病理学表现为伴有明显少突胶质细胞内包涵体形成的胶质细胞增生及随后的神经元细胞缺失,其病变部位广泛,包括黑质、蓝斑、小脑、壳核、脑桥被盖核、下橄榄核、奥奴弗罗维奇核、中间外侧柱等。在大体观察中,脑组织萎缩的部位及程度与 MSA 的不同亚型相关,MSA-P 患者常表现为壳核等从底核组织萎缩为主,而 MSA-C 患者则以小脑、脑桥、桥臂等幕下组织萎缩为主。而组织学观察则可发现对应区域中神经元缺失,星形胶质细胞广泛增生以及相应部位的脱髓鞘改变,通过免疫组化技术可以发现在壳核、丘脑底核、杏仁核、脑干前庭核、脑干运动神经核、网状结构及脊髓侧角存在不同数量的少突细胞内包涵体,α 突触核蛋白染色及泛素为强阳性,而 tau 蛋白、TDP-43 蛋白染色常为阴性或轻度染色。同时在目前认为,微管蛋白聚合促进蛋白 P25α 可诱发。突触核蛋白的聚集。并诱导其在少突胶质细胞内形成异常包涵体,随后引起的神经胶质源神经营养因子(GDNF)减少诱导选择性的神经元细胞变性及凋亡。也有研究报道,在 MSA 的皮质神经元胞质、胞核内均有 α 突触核蛋白的沉积及包涵体形成,这可能是 MSA 神经元损伤的另外一条通路。另外,在病变区域可以观察到神经突起丝存在,为变性的轴索,与阿尔茨海默病中缩减的神经毡丝相似,但其 α 突触核蛋白染色及泛素染色为阳性,而 tau 蛋白染色为阴性反应。

（三）分型

2008 年,MSA 诊断专家共识将 MSA 分为帕金森症状为主型的 MSA-Parkinsonism(MSA-P)和小脑性共济失调症状为主型的 MSA-Cerebellar(MSA-C)。欧洲 MSA 小组认为,MSA-P 约占 58%,而 MSA-C 约占 42%,但日本 MSA 小组认为在日本人群中,MSA-C 占 83.8%,而 MSA-P 仅占 16.2%。可能 MSA 各亚型在不同种族间的分布受遗传因素和环境因素的影响。

（四）临床表现

MSA 的临床症状主要包括帕金森症状、小脑性共济失调症状、自主神经系统功能不全症状、锥体束症状等。

1.帕金森症状

MSA 患者常早期出现肌张力增高,运动迟缓,多双侧同时受累,但严重程度可不一,常可表现为表情缺乏,面具脸,小字征,齿轮样肌张力增高或者铅管样肌张力增高等,而震颤少见,尤其是静止性震颤罕见;姿势步态异常多于早期出现,表现为行走时躯干前冲,上肢摆动减少,容易跌倒。少数患者肌张力障碍症状表现为吞咽困难、发音不清、鼻音重等。上述症状常进行性加重,对左旋多巴替代治疗反应常较差,仅20%~30%有效,即使有效,也常演变为左旋多巴诱导的肌运动障碍。

2.小脑性共济失调症状

常较晚出现,仅5%的患者以小脑性共济失调症状起病。常见表现包括进行性加重的步态异常、易向两侧跌倒、精细运动困难、意向性震颤、构音障碍、小脑性眼球运动受损等。

3.自主神经系统功能不全症状

大多数MSA患者均有不同程度的自主神经功能不全症状,可为唯一症状。其典型症状如下。

(1)泌尿生殖系统功能障碍:MSA患者常早期出现尿频,尿急,尿不尽,夜尿增多及尿失禁等排尿障碍症状,在疾病晚期常可表现为尿潴留。在男性患者中常有勃起困难,但在中老年男性中该症状常被忽视。

(2)心血管系统功能障碍:常表现为血管反射功能障碍,以直立性低血压为特征性表现,临床表现为与体位变化相关的头晕、眼花,面色苍白等不适感,严重者可出现反复发作的昏厥。

(3)其他自主神经功能障碍:MSA患者常有排汗障碍,表现为全身性无汗、少汗或夜间多汗。某些患者表现为呼吸系统症状,如鼾声、吸气性喘鸣、睡眠呼吸暂停等。

(4)睡眠障碍:睡眠障碍在MSA患者中非常常见,常表现为睡眠片段、日间过度嗜睡和快速眼动睡眠行为异常等。目前研究认为RBD是MSA患者最早的症状,从RBD的出现到运动障碍症状及自主神经症状出现,常需至少15年的病程。也有学者提出,RBD是MSA的预警征或红旗征,早期RBD的识别有助于疾病的早期诊断及预后的改善。

(5)其他自主神经功能不全症状包括:手足发冷、口干、瞳孔调节异常和便秘等。

4.锥体束症状

可表现肢体无力,肌张力增高、腱反射亢进、病理征阳性、假性延髓性麻痹等,累及脊髓时可有四肢肌萎缩、肌束震颤、下肢感觉减退、反射消失等。少数患者出现抑郁、焦虑等精神行为异常及以执行力受损为主的认知功能障碍。

(五)诊断标准

目前应用最广泛的是MSA诊断专家共识,它将MSA分为以小脑性共济失调症状为主的MSA-C及以帕金森症状为主的MSA-P,并根据临床证据的强度分为确诊的、很可能的和可能的三个级别。

1.确诊的MSA

临床症状符合MSA的典型表现并经神经病理学证实。

2.很可能的MSA

散发、进展、发病年龄大于30岁,必须存在自主神经功能不全症状,并存在帕金森症状或小脑症状两项至少一项。①自主神经功能不全症状包括尿失禁(不能控制膀胱排尿,男性可同时伴有勃起功能障碍)或直立性低血压(站立3分钟后收缩压下降≥30mmHg或舒张压下降≥15mmHg)。②对多巴胺反应性差的帕金森症状,包括运动迟缓伴肌强直、震颤或姿势异常。③小脑共济失调症状,共济失调步态、小脑性构音障碍、肢体共济失调或小脑性眼球运动障碍。

3.可能的MSA

散发、进行性力加重、成年起病(大于30岁),必须存在自主神经功能不全症状,同时存在帕金森症状或小脑症状两项至少一项,并存在下列不同MSA亚型的诊断证据中的一项:①自主神经系统功能不全,至少存在以下一项以上症状。无法解释的尿急、尿频、膀胱排空不全、男性勃起功能异常;②小脑性共济失调症状;③帕金森症状。

(1)可能的MSA-P或MSA-C:①病理征阳性及反射亢进;②喘鸣。

(2)可能的MSA-P:①快速进展的帕金森综合征;②对左旋多巴低反应性;③运动障碍症状开始3年内出现姿势不稳;④共济失调步态、小脑性共济失调、肢体共济失调或小脑性眼球活动障碍;⑤运动症状开始3年内出现吞咽困难;⑥MRI示壳核、小脑中脚、脑桥或小脑萎缩;⑦FDG-PET显示壳核、脑干或小脑代谢减退。

(3)可能的MSA-C:①以运动迟缓与肌强直为主的帕金森综合征;②MRI示壳核、小脑中脚、脑桥或小脑萎缩;③FDG-PET显示壳核代谢减退;④SPECT或PET显示突触前黑质纹状体多巴胺能神经失支配。

4.MSA诊断的支持及不支持条件

(1)支持条件:口面肌张力障碍;不成比例的颈项前倾;驼背(脊柱严重前屈)和(或)Pisa综合征(严重的脊柱侧弯);手足痉挛;吸气性叹气;严重构音障碍;严重发音障碍;新出现或进行性加重的打鼾;手足冰冷;强哭强笑;体位性抽搐、肌肉阵挛、姿势或动作性震颤。

(2)支持条件:典型的搓丸样静止性震颤;临床表现为其他神经系统疾病;非药物诱发的幻觉;大于75岁发病;有共济失调或帕金森综合征家族史;痴呆;提示多发性硬化的脑白质病变。

(六)辅助检查

1.自主神经功能试验

主要包括卧立位血压试验、膀胱功能评价等。

(1)卧立位血压试验:对疑诊MSA患者常规行该试验,分别测量患者卧位及卧位改为直立位后不同时间的血压变化及心率变化,目前常以改直立位后收缩压下降大于30mmHg,或舒张压下降15mmHg以上而心率无明显变化者为阳性。但目前研究发现该试验作为早期确定MSA的作用并不可靠。

(2)膀胱功能评价:MSA患者的尿动力学检查常存在异常,出现残余尿量大于100mL、逼尿肌-括约肌协同功能失调时高度提示MSA的诊断,有利于早期识别MSA。

(3)肛门括约肌肌电图(ASEMG):MSA患者表现为动作电位平均时限延长、多相波增多、出现自发电位、出现卫星电位等神经源性损害的改变。对于疑诊MSA患者,ASEMG作为常规的电生理检查方法,但目前ASEMG的诊断价值尚不明确,PD及进行性核上性麻痹(PSP)患者亦可出现类似的肌电图改变,且目前的鉴别诊断标准尚未统一,国内学者推荐将平均动作电位时限大于13.7ms并合并自发电位出现率大于10%作为诊断标准。

(4)多导睡眠图(PSG):早期的MSA患者常有快速动眼睡眠行为异常,在PSG中常出现REM期显著增加的下颌肌强直形式及相位形式肌电活动,且失张力百分率、睡眠中周期性肢体运动指数、睡眠低通气指数等明显增高,总睡眠时间减短,并可以观察到睡眠呼吸暂停。早期行PSG检测有助于早期诊断。

(5)交感神经皮肤反应电位:MSA患者交感神经皮肤反应电位较健康人群潜伏期明显延长、波幅明显降低,但类似表现可出现于PD等患者。研究发现,MSA患者具有极高的异常率,且出现较早,多为双侧为主,分布全身,而PD患者异常区域常为单侧,多发于四肢末端。目前用于诊断的标准尚不明确。

2.影像学检查

(1)常规MRI:通常认为脑桥十字征、小脑中脚高信号、T2壳核低信号及壳核外侧裂隙样高信号,小脑"羽毛征",脑桥小脑纤维束及壳核低信号是MSA常见的特征性征象,但也有研究发现,在3.0 T磁共振中,T2壳核低信号及壳核外侧高信号可见于正常人群及PD患者。上述征象对于MSA诊断的敏感性尚不足,单一征象的诊断价值有限。

(2)MRI形态测量技术:目前包括基于感兴趣区(ROI)的形态测量技术[包括平面

测量及体积测量(MRV)]、基于体素的形态测量技术(VBM)。MSA患者脑桥及小脑常明显萎缩,在基于ROI的平面测量技术中常表现为脑桥前后径、小脑中脚宽度、脑桥面积及小脑面积明显减少,但与PD患者及PSP患者的个体测量值存在一定的重叠。而在MRV中MSA患者的小脑、脑桥、小脑上脚的平均体积明显减少。而在VBM的研究中,MSA患者的壳核、尾状核、丘脑、左侧运动区、脑桥及脑干等白质不同程度萎缩,且可利用VBM动态监测皮质及皮质下区的白质萎缩发展程度。

(3)弥散加权成像(DWI)及弥散张量成像(DTI):MSA患者壳核、尾状核、小脑中脚、小脑等部位神经元细胞变性凋亡、胶质细胞增生,从而出现水分子弥散受限,局部表观弥散系数(rADC)升高,可与其他疾病相鉴别,且有研究证明,脑桥及小脑中脚的rADC增高可以作为MSA病情进展的标志。通过DTI示踪成像技术,MSA-P患者壳核及脑桥的弥散张量轨迹Trace(D)升高,ADC位升高,各向异性指数(FA)值下降且与运动障碍症状的严重程度相关,MSA-C患者小脑中脚、小脑下脚及脑桥的FA值下降,可作为早期诊断及MSA-C病情进展的标志。

(4)PET及SPECT:PET可见MSA患者的丘脑、基底核、红核、蓝斑、脑桥、小脑等结构存在多发代谢降低,而纹状体代谢对称性降低,丘脑代谢高于纹状体。通过SPECT检查,MSA患者纹状体、脑干、小脑的灌注量明显减低,在MSA-C患者中,以脑桥、小脑蚓部及半球的灌注减少为主,而在MSA-P患者则以纹状体灌注减少为主。

7.治疗

MSA目前无特效治疗方法,目前以康复治疗及对症治疗为主。

(1)运动障碍症状治疗:尽管约30%的患者对左旋多巴治疗有效,但仅有约13%患者的有效期达数年,约50%的患者在使用左旋多巴后出现各种左旋多巴相关的运动障碍。目前证据显示,使用左旋多巴治疗并无明显获益,但有研究认为对于某些患者,仍可能有一定的获益,推荐早期使用左旋多巴1g/d,至少使用3个月。使用时须注意左旋多巴可能增加左旋多巴相关运动障碍及直立性低血压风险,药量应根据患者病程及反应性调整。

(2)小脑性共济失调治疗:物理疗法仍是目前的最佳治疗。小剂量氯硝西泮可能对意向性震颤有一定的疗效,氟西汀可能对上肢共济失调有效。一项回顾性的研究发现,普萘洛尔、巴氯芬和金刚烷胺对共济失调症状可能有中等但短暂的疗效。用于治疗共济失调的普罗瑞林被证实对MSA无效。

(3)自主神经功能不全治疗

1)直立性低血压(OH):目前推荐的一线治疗为非药物治疗,包括穿弹力袜、睡眠时床头抬高20°～30°,卧位坐起或站立时尽可能缓慢,增加水及盐摄入,少食多餐(避免餐后低血压反应)。每日饮水大于350mL可以同时减少直立性低血压及直立性相关症状,但是长期疗效仍不确切。氟氢可的松、米多君、麻黄碱及奥曲肽等药物都曾被用于直立性低血压治疗,但仅仅只有米多君(一种α1肾上腺受体激动药)在几项随机对照双盲的临床研究中对MSA直立性低血压安全而且有效,它通过增加外周血管阻力来升高血压。并无其他兴奋中枢神经及心脏的不良反应,推荐起始药量为2.5mg/d(每日2～3次),后逐步增加至30mg/d(分3～4次,最后一次应在睡眠前4小时给予,以避免高血压),如果卧位血压高于正常,则不推荐使用米多君。吡斯的明通过提高交感神经兴奋度也被证实可以显著改善上述症状。尽管屈昔多巴已在日本禁用,但其对直立性低血压仍有明显疗效,同时容易被耐受。一部分中医药治疗对直立性低血压症状也有疗效,如生脉饮等,其原理一般为引起轻度水钠潴留,升高血压。

2)尿便障碍:出现尿便障碍症状的MSA患者应注意监测残余尿量,对于出现尿潴留,残余尿量>100mL的患者,推荐的一线治疗为间断导尿(及时冲洗,避免感染),晚期可进行耻骨上膀胱造口术。残余尿量≤100mL的患者可尝试药物治疗,抗副交感神经药物包括托特罗定、曲司氯铵及奥昔布宁等,通过减少膀胱残余尿量改善症状,为二线治疗,但常导致增加直立性低血压的发生率。如症状无明显改善,推荐的三线治疗为去氨加压素,去氨加压素可以减少尿液的生成,故推荐睡前使用,可以减少夜尿及清晨直立性低血压的发生。但必须经常检测以避免水中毒等并发症。有病例报道通过逼尿肌内注射肉毒毒素A可显著改善症状,但仍待大规模随机对照试验证实。对于便秘症状,运动疗法、摄取大量水分及植物纤维、通便治疗是目前常用的治疗手段,莫沙必利等药物仍有待于进一步的研究。目前认为针灸治疗对尿频及便秘症状有明显疗效。

3)睡眠障碍:目前仍以对症治疗为主,主要目的是减少或减轻快动眼睡眠行为异常的发生。常用的药物为氯硝西泮,可以减少REM睡眠的异常肌肉电位活动,明显改善睡眠症状,但氯硝西泮对呼吸有明显的抑制作用,故应在使用前行多导睡眠图检查以排除睡眠呼吸暂停及喘鸣,以避免加重相应症状。目前,有研究发现褪黑素也可明显改善快动眼睡眠行为异常的发生,且无呼吸抑制作用,可用于存在睡眠呼吸暂停的患者。中医药治疗包括安神汤等,也有一定疗效。对于存在睡眠呼吸暂停的患者,可行经鼻持续气道正压通气(CPAP)或佩戴专用矫治器。严重患者可考虑接受外科手术治疗。

(4)神经保护治疗:尽管目前在MSA动物模型的药物试验已经为神经保护治疗提

供了证据,但没有一项临床研究证明神经保护治疗的有效性。利鲁唑在MSA大鼠中可以减少神经元凋亡,但在两项前瞻性研究中,并没有观察到临床评分及生产时间的改善。米诺环素虽被证实可以减少胶质细胞增生及巨噬细胞浸润,但并不能改善运动障碍及生活质量。尽管生长激素在一项小规模随机对照研究中并没有显示出明显获益,但在UPDRS和统一多系统萎缩评估量表评分、直立性低血压方面显示出轻度获益,仍有待于更大药量及更多患者参与的研究进一步证实。包括雷沙吉兰及泛癸利酮等在内的其他神经保护药治疗同样缺乏相应的证据。

(5)干细胞移植:曾有学者利用干细胞移植治疗MSA,近期疗效较好,但远期疗效不确定,目前仍待于进一步研究。

二、进行性核上性麻痹

进行性核上性麻痹(PSP)是一种tau蛋白异常聚集所致神经系统变性的运动障碍疾病,是一组以反复跌倒、垂直性核上性眼肌麻痹、假性延髓性麻痹、轴性肌张力障碍、认知功能障碍等为特征的疾病。但随着近十年来的临床及病理研究不断深入,已经认识到PSP包括数种亚型,而Richardson综合征是其中最常见和经典的一种亚型,现在也被称为PSP-Richardson;其他亚型包括纯运动不能伴冻结步态型PSP等。PSP曾被认为是一种罕见的散发的运动障碍疾病,目前已认识到其发病率仅次于帕金森病,而且目前有研究报道PSP具有家族聚集现象。尽管神经影像学的发展为PSP的诊断提供了重要线索,但目前对于PSP的早期诊断仍非常困难,有待于更深入地了解PSP的病理生理机制。

(一)流行病学

本病的流行病学资料目前仍较缺乏,有文献报道PSP占所有帕金森样运动障碍疾病的5%～15%,年发病率(5～6.4)/10万人,学者目前仍认为PSP的发病率被低估,认为帕金森病患者中可能有6%～14%的患者实际是PSP误诊。PSP的发病率随着年龄的增加发病率逐渐升高,50～60岁人群的发病率约1.7/10万人,80～89岁人群发病率为14.7/10万人。男性的发病率高于女性,约2:1。PSP被认为是一种散发的疾病,但目前的研究发现PSP存在家族聚集现象,PSP的直系亲属帕金森综合征的发病率约为12%,明显高于对照组的3%,但痴呆发病率无明显差异。

(二)病理生理

PSP患者的病理表现主要为中脑及脑桥背盖明显萎缩,黑质神经元严重缺失,同时可以发现额颞叶皮质、海马、尾状核、小脑灰质广泛的灰质缺失,小脑上脚和额前区广泛白质缺失。而通过特殊染色及免疫组化检查在小脑白质的少突胶质细胞内可见螺旋蛋白小体形成,在纹状体、苍白球、丘脑底核、黑质、中脑导水管周围灰质、上丘及小肺齿状核可观察到显著的球形神经原纤维缠结、神经纤维网线。与在阿尔茨海默病病理中所见的神经元纤维缠结的区别在于,PSP的缠结纤维是平均直径15mm的直纤维,常为团块状,HE染色及Bodian银染色下均为毛线团状,而阿尔茨海默病常见的缠结纤维为成对的螺旋状细丝或扭曲的微管,形状常为梭形或匙形。在额顶叶、基底核及中脑灰质常可以观察到星形胶质细胞丛样缠结,目前认为,该表现为PSP最具特征性的病理表现。脊髓受累常见,常可以发现胶质细胞包涵体形成,但无α突触核蛋白沉积。

目前研究发现PSP-Parkinsonism(PSP-P)患者中脑、小脑、齿状核的灰质缺失较PSP-RS型更为显著。PSP-P患者的tau蛋白沉积程度要显著轻于PSP-RS患者,并且3R-tau比例更高。在其他的不典型PSP综合征,如进行性非流利性失语型PSP、皮质基底节综合征型PSP及额颞叶痴呆型PSP等在皮质区存在明显的tau蛋白沉积症,故也被称为皮质受累为主型PSP,而PSP-P和PSP-PAGF则在苍白球、间脑及脑干的tau蛋白沉积更为明显,故被称为脑干受累为主型PSP。

蛋白质病理研究证实,PSP神经原纤维缠结和胶质细胞包涵体均是由tau蛋白异常聚积而构成。MAPT基因中tau外显子10的可变剪接使tau异构体含有3个或4个微管结合片段,分别称为3R-tau和4R-tau,正常人脑表达等量的3R-tau和4R-tau,而在PSP患者中,4R/3R的比例常常增高。免疫印染法已证明PD的神经元纤维缠结中的tau蛋白分别为60kDa、64kDa和68kDa三个条带,PSP的病理性tau有64kDa和68kDa两个条带成分,而这两个条带的成分主要为4R-tau。4R-tau常有自发聚集的趋势,进而产生神经毒性,另外,因正常tau蛋白的缺乏使微管的结构及功能异常,导致了微管缠结。PSP的tau蛋白成分与Pick病和阿尔茨海默病的过磷酸化tau蛋白不同,而与皮质基底节变性(CBD)的tau蛋白类似,目前认为,PSP和CBD可能存在共同的病理生理机制。

(三)分型

PSP最常见的亚型为PSP-Richardson型,常表现为典型的反复跌倒、垂直性核上性眼肌麻痹、假性延髓性麻痹、轴性肌张力障碍、认知功能障碍等。其他亚型包括以帕金森症状为主的PSP-P型,以进行性非流利性失语为主的PSP-PNFA,以额颞叶痴呆为主的PSP-FTD,表现为进行性步态或语调异常为主的PSP-PAGF,表现为皮质基底节综合征的PSP-CBS等。

(四)临床表现

PSP患者常于40～70岁起病,男性好发,男女比例2∶1,自然病程5～10年,常隐匿起病,病情呈缓慢的进行性加重,发病早期最常见的症状常为姿势步态不稳及眼部症状,到疾病的中晚期才出现典型的Richardson综合征表现。最常见的PSP亚型为PSP-RS型及PSP-P型,前者约占54%,以早期姿势不稳、垂直性核上性眼肌麻痹和认知损害为特点;后者约占32%,以非对称性震颤起病,早期对左旋多巴中度反应为特征。

1.眼球运动障碍

常被认为是PSP的特征性临床表现,尤其是核上性眼肌麻痹。可以表现为双眼向上或者向下的凝视麻痹,发病初常为双眼意志性及追随性下视麻痹,患者常主诉因看不到足尖而行走困难,或因无法看到食品而取食困难,病情逐渐发展,常出现视物成双及视物模糊,因双眼上视逐渐受限而导致完全性垂直凝视麻痹,眼球固定于中间位,并因此出现颈部向后仰的特殊姿势。据文献报道,至晚期,2/3以上患者出现向一侧的凝视麻痹,而1/3患者出现核间性眼肌麻痹症状。

2.姿势不稳

早期常因为眼球活动障碍、前庭功能障碍及肌强直所致,早期表现为起步困难、行走笨拙不稳,易向后方反复跌倒,约有2/3患者以步态不稳为首发症状,起病1年内出现反复跌倒,高度提示PSP诊断。姿势步态不稳症状随病程延长不断加重,行走时双下肢常呈僵硬伸直状,双膝不能屈曲。双足不能离开地面,常可呈缓慢探索步态,较PD患者严重,PSP患者的步态与PD患者的慌张步态及转身困难不一样。患者常在半年后无法行走,只能坐轮椅或卧床。

3.帕金森综合征症状

PSP患者常表现为明显的肌强直、少动及姿势步态不稳,而震颤少见。PSP患者常表现为中轴肌强直,尤其以颈部肌肉及上部躯干肌肉为著,颈部重于躯干,表现为肢体弯曲困难,难以旋转躯干,转身时下肢易交叉,而颈部肌肉强直使颈部呈过伸位,呈向后仰头的特殊姿势。躯干肌强直以伸肌为主,而使躯干呈伸直状,无PD典型的前屈或弯腰姿势。少动症状常表现为精细动作困难、后出现其他动作笨拙,晚期常出现无动。少数患者因面肌张力增高、强直及少动而使面部表情呈担忧状,临床上常称为惊讶面容,与PD所表现的面容不同。PSP患者的四肢肌及表情肌受累较轻,仅约1/4患者存在眼睑或面肌痉挛,1/6患者存在四肢肌张力障碍,仅5%～10%的患者存在不对称的静止性震颤。与MSA患者相比,多数患者对左旋多巴反应良好。

4.假性延髓性麻痹症状

据文献报道,30%～40%的患者出现假性延髓性麻痹的相应症状。常表现为构音障碍、吞咽困难、情绪不稳、强哭强笑等。构音障碍表现为吐字不清、语调缓慢、词语单调,不成句或语言不连贯,常存在吞咽困难,主要为咽下困难,饮水呛咳并不常见,但可有暴发性呛咳,据文献统计,自发病起2年后和发病5年后分别有16%和46%的患者出现吞咽困难,在后期常发生吸入性肺炎,为晚期死亡主要原因之一。其他锥体束症状及体征,包括肢体无力、腱反射亢进、病理反射阳性等。

5.智能障碍症状

约50%的患者可有不同程度的认知功能缺损症状,常于病程第一年出现,但症状明显常在疾病中晚期。常表现为记忆力减退、时间及空间定向力差、认知功能减退、判断力降低、思维迟钝、情感活动减少等,智能障碍症状常进展缓慢,患者在发病数年内仍可以维持正常临界水平的认知功能。

6.其他症状

包括语言障碍及额叶症状等;语言障碍主要表现为进行性非流利性失语,常有重复语言或者模仿语言、发音常含糊不清,语速减慢或者增快,共济失调性言语等。额叶症状主要包括语言的流利程度及对形象的抽象思维能力减退,语言模仿能力减退,思维凝固、概念转换困难,单词列举再生困难,行为缭乱等。早期常有显著执行困难。少数患者存在人格改变,以抑郁和淡漠为主。自主神经功能障碍症状如睡眠障碍、便秘等较常见,但程度常较轻,早期排尿功能异常少见。

(五)诊断标准

目前用于PSP的诊断方案繁多,但目前临床普遍接受的较客观的诊断标准为1996年美国国立神经病学与卒中研究所及国际进行性核上性麻痹协会(NINDS-SP-SP)联合推荐的诊断标准,该诊断标准把PSP的诊断分成3个级别,即确诊的PSP、很可能的PSP和可能的PSP。

1.确诊的PSP

临床表现符合可能的PSP或很可能的PSP,同时经组织病理学证实。

2.很可能的PSP

(1)必备条件:①40岁或40岁以后发病,病情逐渐进展;②垂直性核上性眼肌麻痹(上视或下视);③发病第一年内出现明显的姿势不稳伴反复跌倒;④无法使用排除条件中所列举的疾病解释上述临床表现。

(2)辅助条件:①早期出现吞咽困难和构音障碍;②早期出现认知障碍症状,并至少有两个下述症状：淡漠、抽象思维能力减弱、言语欠流畅、利用或模仿能力下降、额叶释放症状；③对称性强直或运动不能，近端常重于远端；④颈部姿势异常，尤其是颈部向后仰的特殊姿势；⑤对左旋多巴治疗反应欠佳或无反应的帕金森征群。

（3）排除条件：①近期有脑炎病史，肢体异己综合征、局限性额叶或颞叶萎缩、皮质感觉缺损等；②与多巴胺药物无关的幻觉和妄想、阿尔茨海默病型皮质性痴呆；③病程早期即出现明显小脑症候或无法解释的自主神经功能不全症状，明显的直立性低血压和排尿障碍；④严重不对称性帕金森征群，如运动迟缓；⑤相关脑部结构损害（如基底核、脑干梗死、脑叶萎缩）的神经影像学依据；⑥必要时，可用聚合酶链反应排除 Whipple 病。

3.可能的 PSP

（1）必备条件：①40 岁或 40 岁以后发病，病情逐渐进展；②垂直性核上性眼肌麻痹（上视或下视）或出现明显的姿势不稳伴反复跌倒；③无法用排除条件中所列疾病来解释上述临床表现。

（2）辅助条件：与拟诊 PSP 相同。

（3）排除条件：与拟诊 PSP 相同。

（六）辅助检查

1.脑脊液

1/3 患者的脑脊液中蛋白质增高。此外，测定脑脊液中 tau 蛋白的水平可以区别 PSP 与皮质基底神经节变性（CBGD）。CBGD 中，tau 值明显高于 PSP。

2.脑电图

约半数患者脑电图示非特异性弥散性异常，可见轻至中度弥散性慢波。主要表现为背景节律减慢，θ 波增多，呈双颞或广泛性分布，亦可见到双侧高波幅 δ 节律，通常额叶波幅最高，但未见到局限性异常。

3.诱发电位

体感诱发电位示波幅增高，但缺乏更详尽的描述。脑干听觉诱发电位多正常，可能与本病主要累及脑干灰质有关。

4.肌电图

肌电图记录的听觉惊跳反应在本病呈现减低或消失，此与脑桥网状结构的神经元缺失一致。应用此检查可与 PD 相鉴别，后者惊跳反应存在。

5.CT 或 MRI

CT 可见中脑及脑桥萎缩，中脑前后径小于 15mm，第 3 脑室和脚间池变宽，侧脑室扩大。有部分患者可见散在的低密度影,多位于壳核区。MRI在半数以上病例中可见中脑和第3脑室周围区域,导水管周围信号异常,MRI T2加权像可见多发的白质长T2病变。

6.脑代谢检查

正电子发射断层扫描(PET)及单光子发射断层扫描(SPECT)作为功能成像技术,可用于PSP与PD的鉴别。PE与多数显示额叶、纹状体、丘脑、小脑糖代谢或葡萄糖利用率及氧代谢明显降低,以额叶最明显。少数患者可表现为弥散性糖代谢降低。纹状体代谢降低有助于PSP与PD的鉴别,后者纹状体代谢正常或增高。

应用PET研究纹状体^{18}F-多巴(^{18}F-dopa)的吸收,可反映尾状核和壳核脱羧的能力,并能以^{18}F-DA的形式保留该示踪药,因此PET提供了一种功能性测量黑质-纹状体DA能末梢的方法。曾有研究在5例PSP患者中,测量纹状体:颞叶皮质^{18}F-DA吸收比例,发现此比例的平均值显著减少至正常的87%。虽然PET所见在不同病因的帕金森综合征均可能有改变,然而其改变的类型有所不同,有助于鉴别诊断。例如,^{18}F-脱氧葡萄糖代谢不能区别PSP与纹状体黑质变性(SND),因两者均显示纹状体/额叶的代谢低下;相反,PD的氧和葡萄糖代谢正常或增加,特别是不伴痴呆症状的大多数PD患者大脑皮质的代谢也正常,这些均与PSP不同。有学者应用^{123}I碘苯胺(^{123}I-IBZM)SPECT检测发现纹状体D$_2$受体减少。^{123}Iβ-CTSPECT检测发现PSP患者纹状体结合率下降60%。最近报道检测小脑脚上部质子密度影像信号清晰度淡化或者消失,在PSP 9例患者中有4例,而在20例帕金森病患者和对照组类似评估却无一例出现。这种信号变化可反映PSP中小脑脚上部脱髓鞘和神经胶质细胞增生情况。

(七)诊断

本病的诊断较困难,因为有少动-强直综合征,易误诊为PD。有文献分析104例PSP,其中50%的患者误诊为帕金森综合征,中老年患者,隐匿起病,逐渐出现核上性凝视麻痹并伴步态不稳、易跌倒及强直、少动则需考虑到PSP的可能性。曾有多位学者提出过若干有关PSP的诊断标准,但缺乏特异性和敏感性。

美国国立神经病学与卒中研究所(NINDS)和PSP学会(SPSP)联合推荐了一个新的PSP诊断标准,该标准把PSP的诊断分成3个等级,即可疑PSP、拟诊PSP和确诊PSP。

1.疑PSP的诊断标准

(1)必备条件:①40或40岁以后发病,病程逐渐进展;②垂直性向上或向下核上性凝视麻痹或出现明显的姿势不稳伴反复跌倒;③无法用排除条件中所列疾病来解释上述临床表现。

（2）辅助条件：①对称性运动不能或强直，近端重于远端；②颈部体位异常，尤其是颈后仰；③出现对左旋多巴反应欠佳或无反应的帕金森征群；④早期即出现吞咽困难和构音障碍；⑤早期出现认知损害症状如淡漠、抽象思维能力减弱、言语流畅性损害、应用或模仿行为、额叶释放症状，并至少有两个上述症状。

（3）必须排除的条件：①近期有脑炎病史，异己肢体综合征、皮质感觉缺损、局限性额叶或颞叶萎缩；②与DA能药物无关的幻觉和妄想，AD型皮质性痴呆（严重的记忆缺失和失语或失认）；③病程早期即出现明显的小脑症状或无法解释的自主神经失调（明显的低血压和排尿障碍）；④严重的不对称性帕金森征群如动作迟缓；⑤有关脑部结构（如基底节或脑干梗死、脑叶萎缩）的神经放射学依据；⑥必要时可用聚合酶链反应排除Whipple病。

（八）治疗

PSP累及多种神经结构及递质损伤，目前尚无有效治疗办法。目前以康复治疗及对症治疗为主。

1.药物治疗

多巴胺替代治疗是PSP治疗的基础，常用药量为0.5～1g/d，但其有效率不佳，一项系统回顾分析发现，PSP患者对左旋多巴治疗的有效率约为26%。PSP不同亚型对左旋多巴治疗的反应不同，PSP-RS患者的疗效常不佳，而PSP-P患者常可有中等的治疗效果。左旋多巴制药及多巴胺受体激动药可改善肌强直、震颤及动作迟缓等帕金森症状，左旋多巴相关性运动障碍少见，但药物相关性精神障碍常见，其获益常为后者所抵消。有研究证实，普拉克索治疗并无帕金森症状的改善，且50%的患者出现了运动障碍症状加重或精神异常。同时大多数研究证实左旋多巴替代治疗的获益甚微且疗效短暂。多巴胺治疗反应不佳可能的原因包括：PSP的组织受累远较帕金森病广泛，不仅包括黑质、纹状体，同时包括丘脑底核、豆状核及脑干的其他核团。同时PSP存在广泛的突触后膜的多巴胺受体脱失。当上述药物治疗效果不佳时，可试用金刚烷胺，但其有效时间更短暂，仅仅可维持数周至数月。

抗胆碱能药物、去甲肾上腺素能药物、血清素药物均已试用于PSP，但它们对PSP症状并无明显治疗作用。血清素类药物及抗胆碱能药物，包括5-羟色胺、麦角新碱、毒扁豆碱、胆碱酯酶抑制药，已被证实对本病并无确切疗效。一项小规模的研究发现，一种选择性突触前α2肾上腺素受体拮抗药——咪唑克生可明显改善PSP的运动障碍症状、手指的运动灵活性、平衡功能，药量为每日120mg，分3次口服。但在另一项较大规模的随机对照研究中,依法克生(一种更强的选择性肾上腺素D2受体拮抗药)却被证明不能改善PSP的症状。目前仍有待于进一步的研究证实。

三环类抗抑郁药,如阿米替林等对PSP患者的运动障碍、假性延髓性麻痹症状有轻微的改善作用,可提高患者的生活质量,但也有研究认为,在PSP人群中使用三环类抗抑郁药不良反应发生的概率较大,可能抵消患者的获益。非三环类抗抑郁药可能是伴有抑郁的PSP患者的更好的选择,但目前仍缺乏随机对照试验证据。

PSP存在GABA,能神经元大量缺失,GABA类药物目前也被尝试用于PSP的治疗。小规模的临床研究证实,唑吡坦可以改善运动障碍,包括眼球活动障碍。但其长期疗效仍不确定,须进一步研究。加巴喷丁虽对PSP的运动障碍无效,但可以改善眼球运动。

肉毒毒素A可改善中轴肌强直、眼睑痉挛及其他局灶性肌张力障碍,如预后仰、眼睑痉挛等,但使用时须注意避免吞咽困难症状加重。

2.神经保护治疗

过去认为,利鲁唑可以减少神经元细胞凋亡,进而延长患者的生存时间,但帕金森叠加综合征的神经保护及自然进程(NNIPPS)研究已证实,利鲁唑并不能延长患者的生存时间,也不能改善功能障碍的恶化。目前认为,PSP的发病机制主要是4R/3R-tau异常和线粒体功能异常,利用新霉素、米托蒽醌等药物可减少4R-tau的形成,进而减少微管缠结,进而改善PSP症状,但仍在进行Ⅰ期临床试验。适量泛癸利酮(5mg/kg)可通过改善线粒体功能及保护神经元细胞,提高PSP患者的进行性核上性麻痹评分量表(PSPRS)评分与额叶功能评分,长期使用可能可以延长生存时间,相关的Ⅲ期临床研究正在进行中。

3.支持治疗

目前认为支持治疗是PSP最关键的治疗,需要多学科共同参与,包括理疗师、语言训练师、营养师等均应参与到治疗中。根据患者病情程度不同进行个体化的治疗。患者出现姿势不对称时,须利用助行器预防跌倒,并进行平衡训练。出现吞咽困难时须改变饮食习惯,避免误吸,必要时可留置鼻胃管以保障营养供应。对于眼肌麻痹、睁眼困难、眼睑痉挛者,可试用偏光眼镜、肉毒毒素A等改善症状。

第七章

颅脑肿瘤

第一节 脑膜瘤

一、概述

脑膜瘤系起源于脑膜的中胚层肿瘤,目前普遍认为脑膜瘤主要来源于蛛网膜的帽细胞,尤其是那些形成蛛网膜绒毛的细胞,可以发生在任何含有蛛网膜成分的部位。

脑膜瘤曾有不同的命名,如蛛网膜纤维母细胞瘤,硬膜内皮瘤,脑膜纤维母细胞瘤,沙样瘤,血管内皮瘤,硬膜肉瘤,脑膜间皮瘤等。有文献认为凡发生于蛛网膜颗粒的蛛网膜绒毛内皮细胞的肿瘤统称为脑膜瘤,脑膜瘤切除术始于18世纪,根据病理改变不同将脑膜瘤分为不同类型。

(一)发病率

脑膜瘤的人群发病率为2/10万,约占颅内肿瘤总数的20%,仅次于脑胶质瘤(占40%~45%),居第二位。发病高峰年龄为30~50岁,约占全部脑膜瘤的60%。脑膜瘤在儿童中少见。小的无症状的脑膜瘤常在老年人尸检中发现。近20年来,随着CT及MRI技术的发展,脑膜瘤的发生率有所升高,许多无症状的脑膜瘤多为偶然发现。多发性脑膜瘤并非罕见,不少文献中报道有家族史,同时鲜有合并神经纤维瘤(病)、胶质瘤、动脉瘤等。

(二)病因

脑膜瘤的发生可能与颅脑外伤,病毒感染等因素有关,亦可能与体内特别是脑内环境的改变和基因变异有关。这些因素的共同特点是使染色体突变,或使细胞加速分裂,致使通常认为细胞分裂速度很慢的蛛网膜细胞加快了细胞分裂速度。这可能是使细胞变性的早期阶段。

近年来研究证实,脑膜瘤的染色体异常最常见的是第22对染色体缺乏一个基因片段。基因片段的缺失,影响细胞的增生、分化和成熟,从而导致肿瘤的发生。

(三)病理学特点

脑膜瘤多呈不规则球形或扁平形生长。颅底部脑膜瘤多呈扁平形。有包膜表面光滑或呈分叶状,与脑组织边界清楚。瘤体剖面呈致密的灰白色或暗红色,多呈肉样,富有血管,偶有小的软化灶,有时瘤内含有钙化颗粒。其邻近的颅骨常受侵犯,表现为增生、变薄或破坏甚至肿瘤组织侵蚀硬脑膜及颅骨,而突于皮下。肿瘤大小不一,瘤体多为球形、扁平形、锥形或哑铃形。

按显微镜下的组织结构和细胞形态的不同,目前将脑膜瘤分为7种亚型。

1.内皮型

肿瘤由蛛网膜上皮细胞组成。细胞的大小形态变异较大,有的细胞很小呈梭形,排列紧密;有的细胞很大,胞核圆形,染色质少,可有1~2个核仁,胞质丰富均匀,细胞向心形排列呈团状或条索状,无胶原纤维,细胞间血管很少,是临床上最常见的类型。

2.成纤维细胞型

瘤细胞呈纵排列,由成纤维细胞和胶原纤维组成,细胞间有大量粗大的胶原纤维,常见砂粒小体。

3.砂粒型

瘤组织内含有大量砂粒体,细胞排列呈漩涡状,血管内皮肿胀,呈玻璃样变性,钙化。

4.血管母细胞型

有丰富的血管及很多血窦,血管外壁的蛛网膜上皮细胞呈条索状排列,胶原纤维很少;肿瘤生长快时,血管内皮细胞较多,分化不成熟,常可导致血管管腔变小或闭塞。

5.异型性或混合型

此型脑膜瘤中含有上述四种成分,不能确定是以哪种成分为主。

6.恶性脑膜瘤

肿瘤开始可能属良性,而以后出现恶性特点,有时发生颅外转移,多向肺转移,亦可以经脑脊液在颅内种植转移。脑膜瘤生长较快,向周围组织内生长,常有核分裂象,易恶变成肉瘤。

7.脑膜肉瘤

临床上少见,多见于儿童,肿瘤位于脑组织中,形状不规则,边界不清,呈浸润生长,瘤内常有坏死出血及囊变。瘤细胞有三种类型,即多形细胞,纤维细胞,梭状细胞,其中以纤维细胞恶性程度最高。

(四)发病部位

脑膜瘤是典型的脑外生长的颅内肿瘤,其好发部位与蛛网膜绒毛分布情况一致。总的可分为颅盖(大脑凸面,矢状窦旁,大脑镰旁),颅底(嗅沟,鞍结节,蝶骨嵴,颅中窝,横窦区和小脑脑桥角)和脑室内。据统计,大约50%的颅内脑膜瘤位于矢状窦旁,位于矢状窦前2/3者占大部分,多发性脑膜瘤占0.7%~5.4%。

(五)临床表现

脑膜瘤的临床表现是病程进展缓慢,自首发症状出现到手术,可达数年。有研究报道,脑膜瘤出现中期症状平均约2.5年。初期症状不明显,容易被忽略,所以肿瘤实际存在时间可能比估计的病程更长,甚至终生无临床症状,直到尸检时意外发现肿瘤存在。说明脑膜瘤的临床过程比较良性。

脑膜瘤的临床表现可归为两大类,即颅内压增高及肿瘤局部压迫的脑部症状。

1.颅内压增高症状

如头痛、呕吐、视力和眼底改变等,是脑膜瘤最常见的症状,可分为阵发性、持续性、局限性和弥散性等不同类型。一般早期为阵发性头痛,病程进展间隔时间变短,发病时间延长,最后演变为普遍性。有时患者眼底水肿已很严重,甚至出现继发性视神经萎缩,而头痛既不剧烈,又无呕吐,尤其在高龄患者,颅内压增高症状多不明显。

2.肿瘤局部压迫症状

取决于肿瘤生长部位。颅盖部脑膜瘤经常表现为癫痫,肢体运动障碍和精神症状。颅底部脑膜瘤以相应的脑神经损害为特点,如视野缺损,单侧或双侧嗅觉丧失,视盘原发萎缩,一侧眼球活动障碍,继发性三叉神经痛等。在老年人,以癫痫发作为首发症状多见。

脑膜瘤极易侵犯颅骨,进而向颅外生长。可表现为局部骨板变薄,破坏或增生,若穿破颅骨板侵蚀到帽状腱膜下,局部头皮可见隆起。

(六)特殊检查

1.头颅X线片

脑膜瘤与颅骨的密切关系,极易引起颅骨的改变,头颅X线片定位出现率可达

35%，颅内压增高症可达70%以上，局限性骨质以破坏和增生同时存在是脑膜瘤特征性改变，其发生率约100%。偶尔瘤内含砂粒体或钙化可见到斑点状或团块状致密影。肿瘤压迫颅骨内板，板障及外板可显示局部变薄和膨隆，有些颅底片可见蝶鞍的凹陷，骨质边缘的侵蚀、卵圆孔和视神经管扩大。肿瘤穿破颅骨可见骨质破坏、骨质硬化和局部肿块穿过颅骨外板可产生太阳光样骨针。多数脑膜瘤通过其与硬脑膜附着处获得脑外动脉的供血，当脑膜动脉供血增多，X线片上可见颅骨内板上脑膜动脉的沟纹增粗、增深、迂曲；当肿瘤由脑膜中动脉供血且血流增多时，可见单侧棘孔扩大，脑膜中动脉远端分支增粗，与主干的径线相近，失去分支逐渐变细的特征；如脑膜瘤由较多的颅骨穿支动脉供血，可见增生的小动脉在颅骨形成多个小圆形透光区；脑膜瘤引起板障静脉异常增多时，可见板障内许多扭曲、增粗的透光区。

2.脑血管造影

在CT临床应用以前，脑血管造影是诊断脑膜瘤的主要方法。近几年，来数字减影技术和超选择血管造影，对证实脑膜瘤血管结构、肿瘤血供程度、重要脑血管移位以及肿瘤与重要的硬脑膜窦的关系发挥重要作用，为术前检查提供了有利的条件，亦为减少术中出血提供了有力的帮助。由于脑膜瘤为多中心肿瘤，坏死囊变者很少，脑血管造影能对多数较大的脑膜瘤做出肯定的诊断。脑膜瘤的脑血管造影表现如下。

（1）肿瘤中心血管影

脑的血供特点为动脉在肿瘤中心分支，血液经过丰富的毛细血管网回流到包膜上的静脉。表现为动脉期瘤内出现较细的异常小血管网，可为寻状或放射状，位于瘤体中心，由硬脑膜附着处的脑膜动脉或颅外动脉的分支引入，以颈外动脉造影显示较佳；也可为半圆形网状血管影，分布于瘤体的外层，内由脑动脉分支供给。以颈内动脉造影显示较清楚。在微血管期至静脉期，肿瘤多表现为明显的染色，呈圆形或半圆形高密度肿块影，基底贴近颅骨，显示出肿瘤的位置、大小和范围。肿块的周围可见粗大迂曲的静脉环绕，此为肿瘤包膜的导出静脉，勾画出肿瘤的轮廓。

（2）来源于脑外的供血

脑膜瘤可为脑内供血，也可为脑外供血，或脑内外双重供血。脑血管造影发现肿瘤脑外供血或脑内外双重供血是脑膜瘤的重要特征。脑内动脉供应肿瘤的外围，肿瘤的中心常由脑外动脉的分支、即颅内的脑膜动脉和颅外的颞浅动脉和枕动脉等供应。当疑为脑膜瘤时，应做颈总动脉造影或分别做颈内、颈外动脉造影，如肿瘤有颅外动脉供血，几乎都为脑膜瘤。

（3）肿瘤循环慢于脑循环

约有50%的脑膜瘤表现为瘤内有大量造影剂潴留,形成较长久的肿瘤染色,即为迟发染色。瘤区脑皮质的引流静脉常晚于其他处皮质静脉显影。

（4）邻近脑血管受压移位

肿瘤所在的部位受压被推移,邻近的血管呈弧形聚拢、包绕,勾画出肿瘤的轮廓。

3.脑室造影

脑膜瘤由于本身肿块的占位及脑水肿改变,可压迫相应部位的脑室和蛛网膜下隙,使该部位受压变窄、移位变形;也可使脑脊液循环通路受阻,引起梗阻部位以上的脑室扩大,不同部位的肿瘤又有其不同的特点:①脑室受压变形,脑膜瘤愈接近脑室则压迫愈明显,甚至完全闭塞,若肿瘤已突入脑室,则表现为脑室内有充盈缺损;②脑室扩大,若肿瘤压迫、阻塞脑室,必然产生阻塞部位以上的脑室扩大,鞍区脑膜瘤向后上生长,可使室间孔狭窄甚至梗阻,使双侧侧脑室对称性扩大;③脑室移位,移位的程度与占位病变的大小、脑水肿的程度有相应关系;④蛛网膜下隙变形,由于脑膜瘤本身的占位效应,使脑池受压变窄、闭塞或移位,或由于脑外积水出现局部脑池的扩大。

4.CT

脑膜瘤平扫表现为一边缘清楚的肿块,圆形或卵圆形,少数为不规则形。多数为高密度,有时为等密度,偶尔为低密度。多数密度均匀,瘤体内可有大小不等的低密度区,这些低密度区多为肿瘤的囊变坏死区,少数为胶原纤维化区、陈旧出血或脂肪组织。瘤内钙化发生率大约为15%,表现为肿瘤边缘弧形或瘤内斑点状钙化,当肿瘤内含砂粒体很多且都发生钙化时可显示为整个肿瘤钙化,呈致密的钙化性肿块。注射造影剂后多数肿瘤明显强化,CT值常达60Hu以上,少数轻微强化。平扫密度均匀者一般呈均匀性强化,平扫显示低密度区无明显增强,一般平扫密度较高者强化较明显。增强后肿瘤的边界明显变清楚。少数肿瘤边缘有一环形的明显强化区,可能是由于肿瘤的包膜血供较丰富或肿瘤周围的静脉血管较多。

（1）肿瘤周围的低密度区:多数脑膜瘤周围出现环形低密度区,形成的主要原因是肿瘤周围脑组织的水肿,也可能为周围软化灶、扩大的蛛网膜下隙、包绕肿瘤的囊肿和脱髓鞘所致。通常将肿瘤周围的低密度区称为水肿区。脑膜瘤周围的水肿程度与肿瘤的部位和病理类型有关,而与肿瘤大小无关,矢状窦旁、大脑镰和大脑凸面的脑膜瘤水肿较明显,而近颅底及脑室内的脑膜瘤水肿较轻或无水肿。临床上一般将窄于2cm的水肿称为轻度水肿,宽于2cm的水肿称为重度水肿。

（2）提示肿瘤位于脑外的征象:该征象对脑膜瘤的定性诊断有重要意义。

1)白质塌陷征:脑膜瘤生长在颅骨内板下方,并嵌入脑灰质,使灰质下方的白质受压而变平移位,白质与颅骨内板之间的距离加大,这一征象是病变位于脑外的可靠征象,称白质塌陷征。

2)广基与硬脑膜相连:脑膜瘤多以广基与硬脑膜相连,因此肿瘤外缘与硬脑膜连接处常为钝角,而脑内肿瘤邻近硬膜时,此角为锐角。

3)骨质增生:脑膜瘤附着部位的颅骨内板增厚、毛糙或颅骨全层均增厚,分不清内板板障及外板。颅骨改变一般发生在硬脑膜附着处,亦可距肿瘤有一定距离,这可能与肿瘤造成局部血管扩张和血液淤滞刺激成骨细胞有关。

4)邻近脑沟、脑池的改变:肿瘤所在的脑沟脑池闭塞,而邻近的脑沟脑池扩大。

5)静脉窦阻塞:脑膜瘤可压迫、侵及邻近静脉窦,或形成血栓,致静脉窦不强化或出现充盈缺损。

(3)脑膜瘤的组织学类型与CT表现:如能根据其CT表现做出肿瘤亚型的判断,对肿瘤治疗方法的选择和预后的估计有着重要意义。但是目前尚不能肯定CT表现与组织学类型有特定的关系,部分学者认为,CT表现与肿瘤类型有某种程度的联系,另一些学者认为两者联系不大。

(4)常见部位脑膜瘤的CT表现:脑膜瘤属脑外生长的肿瘤,多为单发,少数可多发。由于各部位结构和解剖不同,邻近结构不同,故除具备脑膜瘤一般特点外,有其各自特征性表现:如大脑凸面脑膜瘤,肿瘤基底与颅骨相连,局部骨质常有明显增生,可伴有骨质破坏。最常见于额、顶及颞枕区,周围常有轻中度水肿,占位效应明显,可引起脑室及中线移位。冠状位扫描有助于显示肿瘤与颅骨及邻近结构的关系。

5.磁共振头颅扫描

磁共振扫描(MRI)对脑膜瘤的定位定性诊断明显优于CT,MRI可显示脑膜瘤邻近结构的受压、变形与移位,位于颅底的肿瘤冠状位可清晰显示。通常,脑膜瘤在T1加权像呈稍低或等信号;在T2加权像呈稍高信号或等信号,约20%的脑膜瘤在T2加权像呈低信号。肿瘤的MRI信号均匀性与肿瘤大小及组织学类型有关,若肿瘤较小,尤其是纤维型,上皮型脑膜瘤,其信号往往是均匀的。若肿瘤较大,属于砂粒型,血管母细胞型,尤其是肿瘤内发生囊变、坏死时,其信号强度不均匀。肿瘤内的囊变、坏死部分产生长T1、长T2信号:纤维化、钙化部分出现低信号;富血管部分呈典型的流空现象。与脑血管造影所见相吻合,脑膜瘤引起的周围水肿在MRI呈长T1、长T2表现,以T2加权像最明显。有30%~40%的脑膜瘤被低信号环所包绕,其介于肿瘤与灶周水肿之间,被称为肿瘤包膜,在CT上显示为低密度晕,在MRI的T1加权像呈低信号环,包绕瘤周围的小血管、薄层脑脊液、胶质增生等均是肿瘤包膜形成的原因。这是脑外肿瘤的特征性表现。对于小的无症状脑膜瘤水肿不明显,尤其是在靠近颅顶部者;多发性脑膜瘤的小肿瘤;有时增强MRI扫描也难以发现。但脑膜瘤极易增强,经注射造影剂(Gd-DTPA),就可以充分显示。同时增强扫描不仅可区分肿瘤与水肿,而且可进一步识别肿瘤内部结构包括瘤体的灌注、血供以及有无囊变、坏死。因此,MRI被列为首选检查方法。

(七)诊断

1. 根据病史长,病情进行缓慢的特点及查体出现的定位体征,进行CT或MRI检查。

2. 肿瘤在CT上的密度及MRI的信号强度,以及其增强后的表现,是脑膜瘤的诊断依据。

3. 典型的脑膜瘤CT表现为等密度或稍高密度,有占位效应。MRI T1像上约2/3的肿瘤与大脑灰质信号相同,约1/3为低于灰质的信号。在T2加权像上,约一半为等信号或高信号,余者为中度高信号,或混杂信号。肿瘤内坏死、出血或钙化等可出现异常信号。脑膜瘤边界清楚,呈圆形、类圆形或不规则分叶形,多数瘤周存在一环形或弧形的低信号区,强化或增强后呈均匀明显强化。

(八)治疗

1. 手术治疗

脑膜瘤绝大部分位于脑外,有完整包膜,完全切除是最有效的治疗手段。随着显微手术技术的发展,手术器械如双极电凝,超声吸引器,及颅内导航定位及X刀、γ刀的应用和普及,脑膜瘤的手术效果不断提高,绝大多数患者得以治愈。

(1)术前准备

1)由于脑膜瘤血运丰富,体积往往较大,有时黏附于邻近的重要结构、功能区及大血管,手术难度较大。因此术前影像检查是必不可少的。除CT扫描外,对特殊部位的脑膜瘤进行MRI检查是必需的,术前对肿瘤与周围脑组织的毗邻关系做到充分了解,对术后可能发生的神经系统功能损害有所估计。对血供丰富的脑膜瘤,脑血管造影也是不可缺少的。

2)术前对患者的一般状态及主要脏器功能充分了解,若有异常术前应予尽快纠正,对于个别一时难以恢复正常者,可延缓手术。

3)肿瘤接近或位于重要功能区,或有癫痫发作,要在术前服用抗癫痫药物,有效地控制癫痫发作。

4)肿瘤较大伴有明显的脑组织水肿,术前适当应用脱水及激素类药物,对减轻术后反应是非常重要的。

(2)麻醉:采用气管内插管全身麻醉,控制呼吸,控制性低血压,对于血供丰富的脑膜瘤,可采用过度换气的办法,降低静脉压,使术中出血减少。

(3)手术原则

1)体位:根据脑膜瘤的部位,侧卧位、仰卧位、俯卧位都是目前国内常采用的手术体位。头部应略抬高,以减少术中出血。许多医院采用坐位,特别是切除颅后窝的脑膜瘤,但易发生空气栓塞。

2)切口:切口设计,应使肿瘤恰好位于骨窗的中心,周边包绕肿瘤即可,过多地暴露肿瘤四周的脑组织是不必要的。

3)骨瓣:颅钻钻孔后以线锯或铣刀锯开颅骨,骨瓣翻向连接肌肉侧,翻转时需将内板与硬脑膜及肿瘤的粘连剥离。对于顶枕部凸面的脑膜瘤骨瓣翻转时可取下,手术结束关颅前再复位固定,可减少出血。

4)硬脑膜切口:可采用U形、"十"字形或放射状切口。若硬脑膜已被肿瘤侵蚀,应以受侵袭的硬脑膜为中心至正常边缘略向外 $2 \sim 3mm$,将受侵袭及瘤化的硬脑膜切除,四周硬脑膜放射状切开,待肿瘤切除后,用人工脑膜或帽状腱膜修补硬脑膜。

5)对于表浅肿瘤,周围无重要血管或静脉窦,可沿肿瘤周边仔细分离,将肿瘤切除。对于体积较大的肿瘤,单纯沿肿瘤四周分离,有时比较困难,应先在瘤内反复分块切除,使瘤体缩小后再向四周分离。此时应用显微镜及超声吸引器是十分有益的,可减少不必要的牵拉,术中应用激光(CO_2和$Nd:YAG$激光)使脑膜瘤的全切或根除深部脑膜瘤得以实现。

(4)术后处理

1)在某些有条件的医院,术后患者最好放在重症监护病房(ICU)。ICU是医院内的特殊病房,配心电、呼吸以及颅内压各种监护装置,有人工呼吸机、除颤及各种插管抢救设备。在这样的环境下,脑膜瘤术后的患者会平稳地度过危险期,对患者的治疗及抢救是高质量的,病情稳定后,再转入普通病房。

2)合理选用抗生素,预防感染。

3)应用降低颅内压药物。脑膜瘤切除术后会出现不同程度的脑水肿。术后给予甘露醇、呋塞米、高渗葡萄糖和激素等对于减轻和消除脑水肿是十分必要的。

4)给予脑细胞代谢剂及能量合剂。

5)抗癫痫治疗。对于脑膜瘤患者,位于或靠近大脑中央前后区的患者,特别是对术前有癫痫发作的患者,术后应给予抗癫痫治疗,在术后麻醉清醒前给予肌内注射苯巴比妥钠,直至患者能口服抗癫痫药物为止。

2.放射治疗

良性脑膜瘤全切除效果最好,由于位置不同仍有一些脑膜瘤不能全切除。这种情况就需要手术后加放射治疗。有研究对43例未分化的脑膜瘤进行放射治疗并随访3年,未见肿瘤发展,另有研究对未全切除的脑膜瘤进行放射治疗,5年后的复发率为29%,未经放射治疗者复发率为74%。以上资料表明,对手术未能全切除的脑膜瘤术后辅以放射治疗,对延长肿瘤的复发时间及提高患者的生存质量是有效的。放射治疗特别适合于恶性脑膜瘤术后和未行全切除的脑膜瘤。

伽马刀(γ刀)治疗:适用于直径小于3cm的脑膜瘤。γ刀与放射治疗一样,能够抑制肿瘤生长。γ刀治疗后6个月开始出现脑水肿,6个月至2年才能出现治疗结果。X刀(等中心直线加速器)适用于位置深在的脑膜瘤,但直径一般也不宜大于3cm。

(九)脑膜瘤的复发

脑膜瘤复发的问题,迄今为止尚未得到解决。首次手术后,若在原发部位有肿瘤组织残留,有可能发生肿瘤复发。肿瘤残存有两方面原因:一是肿瘤局部浸润生长,肿瘤内或肿瘤的周围有重要的神经、血管,难以全部切除;二是靠近原发灶处或多或少残存一些肿瘤细胞。据报道,脑膜瘤复发需5~10年,恶性脑膜瘤可在术后几个月至1年内复发。有研究随访657例脑膜瘤,20年总复发率为19.5%。目前处理复发性脑膜瘤的首选方法仍然是手术治疗,要根据患者的身体素质,症状和体征以及肿瘤的部位,决定是否进行二次手术。术后仍不能根治,应辅以放射治疗等措施,延长肿瘤复发时间。

(十)预后

脑膜瘤预后总体上比较好,因为脑膜瘤绝大多数属于良性,即使肿瘤不能全切除,只要起到局部减压或降低颅内压的作用,患者仍可维持较长的生存时间,从而使之有再次或多次手术切除的可能。据报告,脑膜瘤术后10年生存率为43%~78%。脑膜瘤的根治率取决于手术是否彻底,后者主要与肿瘤发生部位有关。如矢状窦和大脑镰旁脑膜瘤向窦腔内侵犯时,除非位于矢状窦前1/3或肿瘤已完全阻塞窦腔,否则不易完全切除肿瘤。颅底部扁平生长的脑膜瘤,也会给肿瘤全切除带来实际困难。恶性脑膜瘤同其他系统恶性肿瘤一样易复发,虽然术后辅以放射治疗或γ刀及X刀治疗,其预后仍较差。总之,影响脑膜瘤预后的因素是多方面的,如肿瘤大小、部位、肿瘤组织学、手术切除程度等。手术后死亡原因主要与术前患者全身状况差,未能全切除肿瘤,术中过分牵拉脑组织,结扎或损伤重要血管等均有关系。

二、矢状窦旁脑膜瘤

矢状窦旁脑膜瘤是指基底位于上矢状窦壁的脑膜瘤。其瘤体常突向一侧大脑半球,肿瘤以一侧多见,也可以向两侧发展。临床上常见的肿瘤生长方式有以下几种:①肿瘤基底位于一侧矢状窦壁,向大脑凸面生长,肿瘤主体嵌入大脑半球内侧;②肿瘤同时累及大脑镰,基底沿大脑镰延伸,肿瘤主体位于一侧纵裂池内;③肿瘤由矢状窦旁向两侧生长,跨过上矢状窦并包绕之。矢状窦旁脑膜瘤常能部分或全阻塞上矢状窦腔,肿瘤常侵蚀相邻部位的硬脑膜及颅骨,使颅骨显著增生,向外隆起。

(一)发病率

矢状窦旁脑膜瘤是临床上最常见的脑膜瘤类型之一,占颅内脑膜瘤的17%~20%。不同研究机构报道的矢状窦旁脑膜瘤的发生率相差较多,原因是有些学者将靠近上矢状窦的一部分大脑镰旁和大脑凸面脑膜瘤也归于矢状窦旁脑膜瘤。矢状窦旁脑膜瘤在窦的不同部位,其发生率也不尽相同,以矢状窦的前1/3和中1/3最为多见。国内的报道中,位于上矢状窦前1/3的肿瘤占46.6%,中1/3占35.4%,后1/3占18.0%。发病高峰年龄在31~50岁,男性患者略多于女性。

(二)临床表现

矢状窦旁脑膜瘤生长缓慢,早期肿瘤体积很小时常不表现出任何症状或体征,只是在偶然影像学检查时发现,或仅在尸检中发现。随着肿瘤体积增大,占位效应明显增强,并逐渐压迫邻近脑组织或上矢状窦,影响静脉回流,逐渐出现颅内压增高、癫痫和某些定位症状或体征。

癫痫是本病的最常见症状,临床上有半数以上的患者以此为首发症状。肿瘤的位置不同,癫痫发作的方式也略有不同。位于矢状窦前1/3的肿瘤患者常表现为癫痫大发作,中1/3的肿瘤患者常表现为局灶性发作,或先局灶性发作后全身性发作;后1/3的肿瘤患者癫痫发生率较低,可有视觉先兆后发作。

颅内压增高症状也很常见,多因肿瘤的占位效应以及阻塞上矢状窦和回流静脉引发静脉血回流障碍造成的,尤其是肿瘤发生囊变或伴有瘤周脑组织水肿时。表现为头痛、恶心、呕吐、精神不振,甚至出现视力下降,临床检查可见视盘水肿。

患者的局部症状虽然比较少见,但有一定的定位意义。位于矢状窦前1/3的肿瘤患者,常可表现为精神症状,如欣快,不拘礼节,淡漠不语,甚至痴呆,性格改变等。矢状窦中1/3的肿瘤患者可出现对侧肢体无力,感觉障碍等,多以足部及下肢为重,上肢及面部较轻。若肿瘤呈双侧生长,可出现典型的双下肢痉挛性瘫痪,肢体内收呈剪状,应与脊髓病变引发的双下肢痉挛性瘫痪相鉴别。矢状窦后1/3的肿瘤患者常因累及枕叶距状裂,造成视野缺损或对侧同向偏盲。双侧发展后期可致失明。

有些患者还可见肿瘤部位颅骨突起。

(三)诊断

头颅X线片在本病的诊断上有一定意义,在CT/MRI应用以前,颅骨平片可确定约60%的上矢状窦旁脑膜瘤。表现有局部骨质增生或内板变薄腐蚀,甚至虫蚀样破坏;血管变化可见患侧脑膜中动脉沟增深迂曲,板障静脉扩张,一些肿瘤可见钙化斑。

CT或MRI扫描是本病诊断的主要手段。CT扫描可显示出上矢状窦旁圆形、等密度或高密度影,增强扫描时可见密度均匀增高,基底与矢状窦相连。有些患者可见瘤周弧形低密度水肿带。另外,CT扫描骨窗像可显示颅骨改变情况。MRI与CT相比,在肿瘤定位和定性方面均有提高。肿瘤在T1加权像上多为等信号,少数为低信号;在T2加权像上则呈高信号、等信号或低信号;肿瘤内部信号可不均一;注射Gd-DTPA后,可见肿瘤明显强化。MRI扫描还可清楚地反映肿瘤与矢状窦的关系。

脑血管造影可见特征性肿瘤染色和抱球状供血动脉影像。在CT/MRI广泛应用的今天,脑血管造影则更多地被用来显示肿瘤的供血情况。在造影的动脉期可见肿瘤的供血动脉,位于矢状窦前1/3和中1/3的肿瘤主要由大脑前动脉供血,后1/3肿瘤主要由大脑后动脉供血,还可见脑膜中动脉及颅外血管供血。在造影的静脉期和窦期,可见相关静脉移位,有时可见上矢状窦受阻塞变细或中断,这对于术前准备及术中如何处理矢状窦有很大帮助。

(四)手术治疗

矢状窦旁脑膜瘤的生长情况比较复杂,因此术前准备需要更加充分。术前行脑血管造影,了解肿瘤的供血情况及上矢状窦、回流静脉的通畅与否对手术有一定的指导作用。有些患者需同时行肿瘤主要供血动脉栓塞术,再手术切除肿瘤,以减少术中出血。另外,术前需详细了解肿瘤所在部位的解剖关系,了解肿瘤与上矢状窦、大脑镰和颅骨的关系。

一侧生长的矢状窦旁脑膜瘤可采用一侧开颅,切口及骨窗内缘均抵达中线。为避免锯开骨瓣或掀起骨瓣时矢状窦及周围血管撕裂引起大出血,尤其是肿瘤浸透硬脑膜和侵蚀颅骨并与之粘连紧密时,可在矢状窦一侧多钻数孔,用咬骨钳咬开骨槽的办法代替线锯锯开,并轻轻分离与颅骨的粘连,可以减少血管及矢状窦撕裂的机会。矢状窦旁脑膜瘤血供丰富,术中止血和补充血容量是手术成功的关键因素之一。除了术前可行供血动脉栓塞外,术中还可采取控制性低血压的方法。矢状窦表面出血可用吸收性明胶海绵压迫止血,硬脑膜上的出血可以用电凝或压迫的方法,也可开颅后先缝扎脑膜中动脉通向肿瘤的分支。双侧生长的肿瘤可采用以肿瘤较大一侧为主开颅,切口及骨瓣均过中线。肿瘤与硬脑膜无粘连或粘连比较疏松时,可将硬脑膜剪开翻向中线,如粘连紧密则要沿肿瘤周边剪开硬脑膜。对于体积较小的肿瘤,可仔细分离肿瘤与周围脑组织的粘连,在显微镜下沿肿瘤包膜和蛛网膜层面分离瘤体,由浅入深,逐一电凝渗入肿瘤供血的血管,并向内向上牵拉瘤体,找到肿瘤基底,予以分离切断,常可将肿瘤较完整地取出。对于体积较大的肿瘤,尤其是将中央沟静脉包绕在内的肿瘤,为避免损伤中央沟静脉及邻近的大脑皮质功能区,可沿中央沟静脉两侧切开肿瘤并将之游离后,再分块切除肿瘤。术中应尽量保护中央沟静脉及其他回流静脉,只有在确实完全闭塞时方可切除。

对残存于矢状窦侧壁上的肿瘤组织有效而又简单易行的方法就是电灼,电灼可以破坏残留的肿瘤细胞,防止复发,但要注意电灼时不断用生理盐水冲洗,防止矢状窦内血栓形成。若肿瘤已浸透或包绕矢状窦,前1/3的上矢状窦一般可以结扎并切除,中、后1/3矢状窦则要根据其通畅与否决定如何处理。只有在术前造影证实矢状窦确已闭塞,或术中夹闭矢状窦15分钟不出现静脉瘀血,才可考虑切除矢状窦,否则不能结扎或切除。也可以将受累及的窦壁切除后用大隐静脉或人工血管修补。也有学者认为,窦旁脑膜瘤次全切除术后肿瘤复发率较低,尤其在老年患者中,肿瘤生长缓慢,即使复发后,肿瘤会将矢状窦慢慢闭塞,建立起有效的侧支循环,再行二次手术全切肿瘤的危险性要比第一次手术小得多。

肿瘤受累及的硬脑膜切除后需做修补,颅骨缺损可根据情况行一期或延期手术修补。

(五)预后

矢状窦旁脑膜瘤手术效果较好。术中大出血和术后严重的脑水肿是死亡的主要原因。只要术中避免大出血,保护重要脑皮质功能区及附近皮质静脉,就能降低手术死亡率和致残率。肿瘤全切后复发者很少,但累及上矢状窦又未能全切肿瘤的患者仍可能复发,复发率随时间延长而升高,术后辅以放疗可以减少肿瘤复发的机会。

近年来,采用显微外科技术,有效地防止了上矢状窦、中央沟静脉及其他重要脑结构的损伤,减少了手术死亡率和致残率,提高了肿瘤全切率。

三、大脑凸面脑膜瘤

大脑凸面脑膜瘤系指大脑半球外侧面上的脑膜瘤,主要包括大脑半球额、顶、枕、颞各叶的脑膜瘤和外侧裂部位脑膜瘤,在肿瘤和矢状窦之间有正常脑组织。肿瘤多呈球形,与硬脑膜有广泛的粘连,并可向外发展侵犯颅骨,使骨质发生增生、吸收和破坏等改变。

(一)发病率

大脑凸面脑膜瘤在各部位脑膜瘤中发病率最高,占全部脑膜瘤的1/3(25.8%~38.4%)。大脑前半部的发病率比后半部高。

(二)临床表现

因肿瘤所在的部位不同而异,主要包括以下几个方面。

1.颅内压增高症状

颅内压增高症状见于80%的患者,由于肿瘤生长缓慢,颅内高压症状一般出现较晚。肿瘤若位于大脑"非功能区",如额极,较长时间内患者可只有间歇性头痛,头痛多位于额部和眶部,呈进行性加重,随之出现恶心、呕吐和视神经盘水肿,也可继发视神经萎缩。

2.癫痫发作

额顶叶及中央沟区的凸面脑膜瘤可致局限性癫痫,或由局限性转为癫痫大发作。癫痫的发作多发生于病程的早期和中期,以癫痫为首发症状者较多。

3.运动和感觉障碍

运动和感觉障碍多见于病程中晚期,随着肿瘤的不断生长,患者常出现对侧肢体麻木和无力,上肢常较下肢重,中枢性面瘫较为明显。颞叶的凸面脑膜瘤可出现以上肢为主的中枢性瘫痪。肿瘤位于优势半球者尚有运动性和感觉性失语。肿瘤位于枕叶可有同向偏盲。

4.头部骨性包块

因肿瘤位置表浅,易侵犯颅骨,患者头部常出现骨性包块,同时伴有头皮血管扩张。

(三)诊断

颅骨X线片常显示颅骨局限性骨质增生或破坏,脑膜中动脉沟增宽,颅底片可见棘孔也扩大。

1.脑血管造影

脑血管造影可显示肿瘤由颈内、颈外动脉双重供血,动脉期可见颅内肿瘤区病理性血管,由于肿瘤血运丰富,静脉期肿瘤染色清楚,呈较浓的片状影,具有定位及定性诊断的意义。

2.CT和MRI检查

CT可见肿瘤区高密度影,因肿瘤血运丰富,强化后影像更加清楚,可做定位及定性诊断。MRI图像上,肿瘤信号与脑灰质相似。T1加权像为低到等信号,T2加权像为等或高信号,肿瘤边界清楚,常可见到包膜和引流静脉,亦可见到颅骨改变。

(四)鉴别诊断

大脑凸面各不同部位的胶质瘤,一般生长速度较脑膜瘤为快。根据其所处大脑凸面部位的不同,症状各异,但其相应症状的出现,都早于而且严重于同部位的脑膜瘤。额极部的胶质瘤在早期很难与同部位的脑膜瘤相区别,但是一旦其出现临床症状,则进展速度快。颅骨X线片检查显示颅骨一般无增生破坏情况,也无血管沟纹增多或变宽。脑血管造影显示相应部位的血管位移。

(五)治疗与预后

大脑凸面脑膜瘤一般都能通过手术完全切除,且效果较好。与肿瘤附着的硬脑膜及受侵犯的颅骨亦应切除,以防复发。但位于功能区的脑膜瘤,术后可能残留神经功能障碍。

第二节 前庭神经瘤

前庭神经瘤起源于前庭神经的鞘膜,来源于前庭神经纤维本身的神经纤维瘤型则相当罕见。这里的肿瘤过去统称为听神经瘤,由于组成听神经的前庭神经比耳蜗支更易发生肿瘤,因此现在多称前庭神经瘤,少数发生于耳蜗支的称耳蜗神经瘤。第1例听神经瘤(前庭神经瘤)是在尸体解剖中发现的。之后有先描述了其临床表现,后在患者尸体解剖证实的案例。据报道,世界上第1例前庭神经瘤成功的手术,患者为一名年轻的妊娠女性,右侧听力丧失,术后存活并成功分娩。由于早期科学技术发展的限制,手术时肿瘤多巨大,加之手术技术粗糙,多用手指将肿瘤剜出,患者多遗有严重的神经功能障碍如面瘫、吞咽困难和角膜溃疡等。小脑前下动脉损伤,可导致大出血和脑干梗死,因此前庭神经瘤的手术死亡率高达80%以上。20世纪初期,有学者通过改良外科手术技术,将听神经瘤的术后死亡率由50%降低到11%;经进一步努力,不仅降低手术死亡率,而且提高肿瘤全切除率,以减少肿瘤复发。到20世纪60年代,随着手术显微镜的使用和显微外科技术的发展,死亡率显著降低,据报道手术死亡率已降为5.4%;同时神经外科医师们开始致力于手术入路的改进,即面、听神经在解剖和功能上的保留,以及手术并发症的减少。目前,前庭神经瘤平均手术死亡率为0~1%,总体面神经功能保留率在50%~70%;瘤体直径在2cm以下的小型前庭神经瘤的面神经功能保留率在80%~90%,听力保留率达30%左右。部分小型前庭神经瘤(直径<2cm)和大型前庭神经瘤术后残留者已可使用γ刀和射波刀治疗,在肿瘤控制和神经功能保留等方面获得了满意疗效。

前庭神经瘤为颅内良性肿瘤,迄今尚未见恶性报道。

一、流行病学

流行病学预估发生率为1/10万或1.3/10万。随着影像学(特别是MRI)检查的普及,无症状的前庭神经瘤可能会增加。据报道,有随访资料50余例听神经瘤,发现肿瘤会增大见于30%~50%,年增大率0.4~2.4mm。有研究发现内听道内与外肿瘤增大率在4年内分别为17%和29%;伴有神经纤维瘤病Ⅱ型(NF2)的听神经瘤多见年轻患者,增长率难预测,一般比散发性者增大快,可达1.3毫米/年。

前庭神经瘤是颅内神经鞘瘤中最多见者,约占颅内神经鞘瘤的90%以上,占颅内肿瘤的8%~11%,占脑桥小脑角肿瘤的75%~95%。成人多见,一般报道平均发病年龄为37.2岁,发病年龄高峰为30~49岁,占患者总数60%;15岁以下和65岁以上少见,无明显性别差异。平均年龄(47.6±12.2)岁,发病高峰年龄为40~60岁,占总数57.2%;20岁以下及80岁以上占1.1%,男女比例为0.8∶1,女性略多发。前庭神经瘤大多数位于一侧,基本平均分布于左、右两侧,少数为双侧见于神经纤维瘤病Ⅱ型。

二、病因

前庭神经鞘瘤起源于外胚层,由前庭神经的鞘膜细胞增生瘤变,逐渐形成肿瘤。研究显示,60%前庭神经瘤的NF2基因(一种抑癌基因)突变和编码蛋白质Merlin失活。这些事件主要见于小的移码突变,导致截短的蛋白质产物。突变发生在整个基因编码序列和基因内部,伴染色体22q野生型等位基因丢失;也有报道仅染色体22q丢失,无NF2基因突变。但是不管有否前述的突变或等位基因丢失,免疫组化和Wertern蛋白电泳均显示Merlin功能丧失,提示Merlin功能丧失是前庭神经瘤成瘤的主要原因。近来发现,Merlin参与CD44受体EGFR和信号通路Ras/raf、Canonical Wnt,

以及与胞核内 E_3 泛素配体 CRL_4 相互作用，提示 Merlin 在肿瘤的发生中起着重要作用。较少报道有染色体 22、1p 丢失，9q34 和 17q 扩增。

双侧听神经瘤是神经纤维瘤，见于 NF2 患者，它是常染色体显性遗传的系统性疾病，可伴其他脑神经瘤、脊髓和皮肤神经瘤、脑和脊髓脑膜瘤、胶质瘤、错构瘤或青少年晶状体混浊等。

三、病理

从解剖角度看，听神经包括前庭神经和耳蜗神经，与面神经共同走行于内听道中。

听神经颅内部分长 17～19mm，从脑干到内听道口无神经鞘膜，仅为神经胶质和软脑膜被覆，至内听道口穿过软脑膜后，由施万细胞被覆，故其多发生在内听道内的前庭神经鞘膜，并逐渐向颅内扩展。绝大多数前庭神经瘤发生于听神经的前庭神经支。最新研究表明，肿瘤最常见起源于下前庭神经，然后是上前庭神经。而不到10%的发生于耳蜗神经支的神经瘤则命名为耳蜗神经瘤。

从具体标本来看，前庭神经瘤是一具有完整包膜的良性肿瘤，表面光滑，有时可呈结节状。肿瘤大多从内听道内开始生长，逐渐突入颅腔，将脑桥池的蛛网膜推向内侧，故肿瘤表面均覆盖着一层增厚的蛛网膜，并包含有脑脊液，外观像一个蛛网膜囊肿；肿瘤小者局限在内听道内，直径仅数毫米，可仅有内听道扩大，随着肿瘤的不断增大，大者可占据整个一侧后颅窝，可向上经小脑幕长入幕上，下方可达枕骨大孔，内侧可越过桥脑的腹侧达对侧。相邻的脑神经、小脑和脑干等结构可遭受不同程度的压迫或推移：面神经、三叉神经可被压向前方或前上方，舌咽神经、迷走神经及副神经向后方、下方移位，脑干、小脑和第4脑室受压局部凹陷，严重者可向内或对侧移位。肿瘤的实质部分外观色灰黄至灰红色，质地大多较脆，有时也可因瘤组织的退行性变或脂肪性变呈淡黄色；瘤内常有大小不等、多房性的囊变，内含淡黄色囊液，部分肿瘤可几乎全部囊变。一般肿瘤与脑干、小脑有明显的蛛网膜边界，但当肿瘤大时，此膜消失，肿瘤与小脑半球粘着较紧，一般不侵犯小脑实质，与脑干隔以蛛网膜，不粘连，但瘤大时可嵌在脑干实质内。面神经位置多在肿瘤的前下方，紧贴在肿瘤的包膜外伴同进入内听道内，粘连较紧，肉眼分离困难，特别是在内听道口转折处，面神经与肿瘤粘着更紧，是保留面神经的难点。肿瘤的血供主要来自小脑前下动脉的内听动脉，该动脉从基底动脉的下 1/3 处的侧面发出，分支进入肿瘤包膜。从基底动脉发出的桥脑动脉、小脑上动脉、小脑后下动脉及小脑表面的动脉等也可有分支供应肿瘤。此外，内听道口的硬膜也可有供血,静脉回流主要通过岩静脉汇入岩上窦。

组织学上前庭神经瘤可以是神经鞘瘤,也可以是神经纤维瘤,以前者为主。其组织学形态在镜下可分四种。

1.以 Antoni A 型细胞为主,由大量的梭形细胞组成,细胞核呈杆状,致密网状纤维呈簇交织。细胞核形成栅栏样,称为 verocay 小体。

2.以 Antoni B 型细胞为主,由星形或梭形细胞组成,细胞细小、浓染,网状纤维少,胞浆为主,含有疏松黏液基质。

3.上述两种细胞混合的肿瘤。

4.神经纤维瘤型。

大多数听神经瘤以 Antoni A 型为主,囊性肿瘤以 Antoni B 型为主,MRI 上不均匀一致的大肿瘤多为 Antoni A 和 Antoni B 混合型或 Antoni B 型。可见大量的泡沫细胞,与肿瘤呈浅黄色有关;肿瘤内偶见砂粒体,极少数可有钙化。

免疫组化指标有助于鉴别脑膜瘤和前庭神经瘤。在脑膜瘤中波形蛋白和 EMA 呈阳性,而在前庭神经瘤中表现为细胞核 S-100 和 Vimentin 阳性。虽然脑膜瘤也可表现为 S-100 阳性,但是一般位于细胞质。

前听神经瘤绝大多数为良性,WHO 肿瘤分类中归为 I 类,迄今尚未见恶变的报道。虽然周围神经的神经纤维瘤可以恶变,但在中枢神经系统的神经纤维瘤基本保持良性。

四、临床表现

前庭神经瘤的病程进展缓慢,从发病到住院治疗的平均时间为 3.6 ~ 4.9 年。

首发症状主要是前庭耳蜗神经的症状,包括头昏、眩晕、单侧耳鸣和耳聋等,占 70% 以上,其他的首发症状有颅内压增高症状、三叉神经症状、小脑功能障碍、肢体乏力和精神异常。头昏、眩晕呈发作性,一般不剧烈,不伴恶心、呕吐,多在早期出现,不久后即可因前庭神经被完全破坏而消失;耳鸣多为连续性高调音,类似蝉鸣或汽笛声,可伴听力减退,大多并不严重,一般不影响患者的生活及工作,故易被患者及主管医师忽视;耳聋则比较突出,几乎发生于绝大多数病例中,而耳鸣仅发生于 60% 的病例,但单侧耳聋如不伴明显耳鸣多不为患者所察觉,不少患者是在听电话时才发现一侧耳聋,或伴有其他症状时才发现。

前庭神经瘤主要引起桥小脑角综合征,包括听神经及邻近各脑神经的刺激或麻痹症状、小脑症状、脑干症状和颅内压增高等症状。其症状的演变取决于肿瘤的生长部位和速度,以及是否囊变、出血等;肿瘤长出内听道,其前极影响三叉神经可引起患侧面部麻木,可有疼痛伴角膜反射迟钝或消失,侵及展神经,可出现复视,该侧眼球外展受限。肿瘤向内侧扩张可推移脑干,使其在对侧岩骨受压;出现特征性同侧肢体的轻瘫和锥体束征,小脑脚受压可引起同侧的小脑性共济失调。肿瘤向下可压迫舌咽神经、迷走神经及副神经而产生吞咽困难、进食呛咳、呃逆、声音嘶哑等。肿瘤压迫第四脑室或中脑导水管可导致慢性脑积水,长期慢性的颅内压增高可使视盘继发性萎缩而引起视力减退甚至失明。周围性面瘫很少见,仅见于肿瘤巨大或晚期,早期出现面瘫者应注意与面神经瘤鉴别。肿瘤长入天幕裂孔,压迫同侧动眼神经引起相应症状。三叉神经运动支受累仅见少数患者。脑干受压严重方出现对侧锥体束征。

由于前庭神经瘤的临床表现的演变与肿瘤的大小发展有关,故常将肿瘤的表现分为四期。

第1期:肿瘤直径<1cm,仅有听神经受损的表现,除眩晕、耳鸣、听力减退和眼球震颤外,无其他症状,故常被患者忽视或求医于耳科,临床上与听神经炎不易鉴别。

第2期:肿瘤直径<2cm,除听神经症状外出现邻近颅神经症状,如三叉神经、小脑半球症状,一般无颅内压增高,内听道可扩大。

第3期:肿瘤直径在2~4cm,除上述症状外可有后组脑神经(第Ⅸ、Ⅹ、Ⅺ对脑神经等)及脑干推移受压症状,并有不同程度的颅内压增高,脑脊液蛋白质含量增高,内听道扩大并有骨质吸收。临床诊断已无困难。

第4期:肿瘤直径>4cm,病情已到晚期,上述症状更趋严重,语言及吞咽明显障碍,可有对侧颅神经症状,有严重的梗阻性脑积水,小脑症状更为明显,有的可出现意识障碍,甚至昏迷,并可有角弓反张等发作,直至呼吸骤停。

其他常用的分级还有Koos分级和Samii分级。上述分期均可用于前庭神经瘤的诊断、鉴别诊断和预后估计、手术方案的制订,以及临床治疗效果的比较等方面的参考。考虑到个体差异的因素,肿瘤部位、生长速度的不同,临床症状与肿瘤的大小并不如上述分期典型,应灵活应用。

五、影像学检查

随着影像技术的不断提高,尤其是CT及MRI扫描的普及应用,对出现类似临床症状的患者,如能考虑到前庭神经瘤的可能而进行早期检查,则早期诊断不困难且简便易行。下列各项影像学方法是较常用的。

(一)CT扫描

CT扫描前庭神经瘤常表现为均匀的等或低密度占位病灶,少数为略高密度,肿瘤内钙化极罕见,不仔细分辨常易遗漏,但在中等以上的听神经瘤可依据第四脑室移位、环池翼增宽等间接征象来判断桥小脑角的占位征象,增强CT扫描肿瘤表现为桥小脑角的高密度区,呈均匀或不均匀强化,中间可有不规则的低密度区,代表肿瘤的囊变和脂肪变。约有80%的病例可出现瘤周的水肿带。

CT扫描的骨窗位可显示双侧内听道宽度,并了解有无骨质破坏,51%~85%的病例可见内听道扩大呈漏斗状,还可以发现高位的颈静脉球。判断颈静脉球与内听道的距离,可以指导术中磨除内听道的范围。同时还可了解乳突气房的发育情况,对于防止术后脑脊液漏非常重要。高分辨率CT做岩骨的连续断层扫描,可显示内听道内的微小肿瘤。大型前庭神经瘤可伴有脑室系统的扩大。

(二)MRI成像

由于MRI的高对比度、可三维成像和无颅骨伪影影响的特性,已成为诊断前庭神经瘤最为敏感和可靠的方法之一。前庭神经瘤在T1加权像上为略低信号或等信号,呈边界清楚的占位病灶;T2加权则为明显高信号,肿瘤边界可与水肿带混淆。肿瘤信号可呈均匀一致,也可以有囊变,其囊变区在T1加权图像显示为明显低信号。少数肿瘤可伴发出血,在血肿与囊变交界处可形成液平。在静脉注射造影剂后,其实质部分明显出现增强,信号上升,但囊变部分无强化。

MRI检查可清楚显示前庭神经瘤的大小、形态及与相邻结构的关系。当肿瘤较小(直径10~15mm或更小)时,表现为内听道内软组织块影,尤其是在T1加权图像上,由于脑脊液为较低信号,与肿瘤信号对比明显,对了解肿瘤的大小、形态极为有利。当肿瘤较大时,表现为扩展至岩尖和桥小脑池的圆形或分叶状、边缘清晰的肿块。在T2加权图像上由于肿瘤和脑脊液均为高信号,与低信号的内听道骨壁对比明显,可清楚地显示内听道。当肿瘤增大,常伴周围薄层脑组织水肿带,在T1为低信号,T2为高信号。在较大的前庭神经瘤可出现明显的脑外占位征象,与CT扫描表现相似,但因MRI无颅骨伪影,显示尤为清楚。三维、快速自旋回波、长T2序列如FIESTA和CISS,可以提供CPA区详细的颅神经的解剖信息,包括面神经。

(三)X线片

仅用于无CT或MRI设备时,可显示内听道的扩大和岩骨嵴的破坏。两侧内听道宽度可有1~2mm的差异,超出则有诊断意义。

岩锥薄体层摄片:可获得内听道全长的图像,并可对双侧内听道宽度进行对比,相差超过2mm以上时具有诊断价值,同时可了解内听道前后壁的骨质破坏情况。

(四)血管造影检查

现已少用,仅用于了解不典型前庭神经瘤的血供及相邻的血管情况或用于鉴别诊断。可酌情选用CTA、MRA或DSA。

六、实验室检查

(一)听力试验

主要用于区分传导性或感音(神经)性耳聋。传导性耳聋为中耳病变,感音性耳聋为耳蜗或第八对颅神经病变,而前庭神经瘤则被认为是耳蜗后的病变,在肿瘤局限于内听道内时,该类检查具有早期诊断价值。

最简单的听力试验是音叉试验。传导性耳聋为气导<骨导,即气导骨导比较试验(Rinne)为阴性,而感音性耳聋为气导>骨导,即Rinne试验为阳性;两侧骨导比较试验(Weber),传导性耳聋音偏向患侧,感音性耳聋偏向健侧。音叉试验只是大致了解耳聋的情况,在两耳听力相差太大时,骨导可传至健侧而产生假象,可用电测听机进行严格的检查,包括以下几种。

1.纯音听力检查

前庭神经瘤主要表现为高频纯音听力丧失的感音性耳聋。但不能鉴别耳蜗病变及耳蜗后病变。

2.语言辨别率测定

测定语音辨别率对判断听力障碍的性质具有较大参考价值。传导性耳聋的辨别率不变,曲线在横坐标上右移,感音性耳聋有语音辨别率的下降,曲线形态有明显不同。前庭神经瘤均有语音辨别率的下降,甚至可低达0～30%。

3.复聪试验

也称为双耳交替音响平衡试验(ABLB)。指在感音性耳聋中,如耳蜗病变、增加纯音的强度时,患耳响度的增加速度大于正常,因此测定双耳对某一音频判断为等响度时所需增加的分贝数,患耳必定少于健耳,为复聪阳性。复聪试验可用于鉴别耳蜗器官疾病和耳蜗后病变,耳蜗病变如梅尼埃病、耳蜗型耳硬化、迷路炎等均为复聪阳性,而前庭神经瘤或听神经损伤均为复聪阴性。

4.强度辨别阈试验(DL)

有复聪现象的患耳对声强的微小变化敏感,故可用该试验进一步明确有无复聪现象。

5.短增量敏感指数试验(SISI)

SISI同样可明确有无复聪现象,辨别耳蜗病变抑或耳蜗后病变,前庭神经瘤的指数常在20%以下。

6.阈音衰减试验(MTTDT)

正常耳及传导性耳聋没有阈音衰减,耳蜗病变衰减程度较轻,而耳蜗后病变阈音衰减明显,据报道其对前庭神经瘤的诊断率在70%~80%。

7.Bekesy听力计试验

Bekesy听力计试验是一种特殊的能自动纪录的听力计,可发生100~10 000Hz缓慢增频的连续音和各种频率的间断音,根据两者之间的关系分为4型,3、4型多见于耳蜗后病变,在前庭神经瘤中常见。

8.镫骨肌声反射试验

镫骨肌声反射试验可用来区别耳蜗病变和耳蜗后病变。镫骨肌反射弧存在,耳蜗病变其反射仍在正常范围,而耳蜗后病变则反射减弱或消失。

(二)前庭功能试验

1.冷热水(变温)试验

可发现患侧的前庭功能消失或减退,是诊断前庭神经瘤的常用方法。

但由于前庭核发出的纤维经脑桥交叉至对侧时位于浅部,易受较大桥小脑肿瘤压迫,可有10%健侧的前庭功能受损。

2.前庭神经直流电刺激试验

该试验可鉴别迷路病变与前庭神经病变,用于早期诊断和鉴别前庭神经瘤和耳蜗病变。直流电刺激前庭系统时可引起平衡失调及眼球震颤,眼球震颤的快相总是指向阴极一侧,迷路病变存在该反应,而前庭神经病变则反应完全消失。

(三)脑干听觉诱发电位(BAEP)

用短声反复刺激双耳,从头皮电极可记录到一组由连续的7个波形组成的电位活动。在前庭神经瘤中最具特征性的BAEP表现是患侧Ⅰ~Ⅴ波的波间潜伏期延长和两耳Ⅴ波的潜伏期差异的扩大,据此可明确区别耳蜗病变和耳蜗后病变,并可发现直径<1cm、普通CT扫描难以显示的小型前庭神经瘤。同时,BAEP也可用于术中听力保护的监护手段。

(四)面神经功能试验

由于面、听神经同位于内听道内,较小的神经瘤即可影响面神经的功能;如味觉定量试验和流泪试验:患侧的味觉减弱和流泪减少均有助于前庭神经瘤的早期鉴别诊断。

(五)听觉脑干反应(ABR)测定

是较灵敏的听觉检查,对于听神经瘤的诊断尤为重要。ABR可以详细地记录听觉刺激引起的耳蜗神经和听路的神经活动,敏感性为71%～98%,特异性大,为74%～90%。在微小听神经瘤患者,ABR的敏感性明显降低。ABR可用于听神经瘤的早期诊断,也可用于术前评估听力保留可能性。

七、诊断与鉴别诊断

(一)诊断

按照上述典型的临床表现及病程发展,结合各种听力测试、前庭和面神经功能试验及影像学检查,前庭神经瘤的诊断并不困难。但此时肿瘤多已偏大,神经功能的保留较困难,手术危险性也较大。近年来,国内多致力于前庭神经瘤的早期诊断,即肿瘤仅在第一、二期时就能明确诊断并进行治疗。随着CT、MRI检查等的普及,只要临床医师有高度的警惕性,对成人不明原因的耳鸣、进行性的听力下降及时进行各种检查,尤其是CT和MRI等检查,若详细的听力检查证明为神经性耳聋且无复聪现象,伴前庭功能减退或消失,则BAEP、ABR、CT内听道摄片及MRI检查均具有早期诊断价值,且MRI检查可明确病灶大小、部位以及与邻近结构的关系,有利于治疗方法的选择。

(二)鉴别诊断

1.与其他原因所致的前庭神经和耳蜗神经损害的鉴别

早期前庭神经瘤应与内耳性眩晕病、前庭神经元炎、迷路炎及各种药物性前庭神经损害鉴别,并与耳硬化症、药物性耳聋鉴别。要点为前庭神经瘤有进行性耳聋、无复聪现象,都同时有邻近的脑神经如三叉神经、面神经的症状和体征,伴内听道扩大、脑脊液蛋白质增高,CT及MRI检查均有相应表现。

2.与桥小脑角其他肿瘤的鉴别

(1)脑膜瘤:多以颅内压增高为主要表现,可伴有患侧面部感觉减退和听力下降,常不以前庭神经损害为首发症状,CT和MRI检查可见肿瘤边界清,肿瘤多呈均匀强化,沿岩骨嵴的肿瘤基底较宽,可有邻近硬膜强化的"尾症",可见岩骨嵴及岩尖骨质吸收。

(2)上皮样囊肿:病程较长,多以三叉神经刺激症状为首发症状,且多为累及第三支,面、听神经的损害多不明显,多无骨质变化,CT扫描呈无明显强化的低密度影,

MRI检查可见T1为低或高信号,T2为高信号,DW(弥散加权)为高信号,与前庭神经瘤有显著不同。

(3)胶质瘤:与前庭神经瘤不易鉴别的胶质瘤多来源于脑干或小脑,长向桥小脑角,一般以颅内压增高及脑干和小脑症状为首发,病变发展快,骨质无变化,内听道不扩大,CT扫描和MRI检查可见肿瘤内侧面与脑干和小脑多无明显边界。

3.与桥小脑角内其他病变的鉴别

桥小脑角内的血管畸形、动脉瘤、蛛网膜囊肿、粘连性蛛网膜炎、脑脓肿等均较罕见,其病史、临床表现各有其特殊性,且与前庭神经瘤有明显不同,CT、MRI及DSA均有其特征性的影像学表现,应能鉴别。

八、治疗

前庭听神经瘤是良性肿瘤,因药物治疗还处于探索阶段,目前治疗原则首选手术治疗,应尽可能安全、彻底地切除肿瘤,避免周围组织的损伤。多数学者认为在达到肿瘤全切除后,可获得根治。其次随着γ刀、射波刀等立体定向放射外科技术的临床应用和普及,部分小型前庭神经瘤(直径<2cm)和大型前庭神经瘤术后残留者均可使用γ刀和射波刀治疗,在肿瘤控制和神经功能保留等方面可获得满意疗效。因此,如在患者高龄、有系统性严重疾患或肿瘤巨大、与脑干粘连紧密等情况下,不应强求肿瘤的全切除而可作次全切除或囊内切除,残余肿瘤用γ刀或射波刀照射。随着显微解剖与显微外科手术技术和方法的不断发展,包括面神经术中监护及术中脑干诱发电位监测等技术的使用,前庭神经瘤的手术全切除率和面、听神经的保留率均显著提高。因此,在手术切除和立体定向放射外科治疗、肿瘤全切除和神经保留等问题上可以综合考虑、谨慎选择,制订个体化治疗方案。

(一)与手术有关的显微解剖

后颅窝骨性结构的大小因人而异,在不同的个体中横窦距后颅窝底的长度可相差1cm以上,但内听道口基本上在颈静脉孔的前上约1cm,可作为定位标志。内听道口直径为5～7mm,长约1cm,故内听道口的上外侧骨质可磨除约1cm,但应注意避免损伤迷路。

涉及桥小脑角的脑神经有第Ⅳ、Ⅴ、Ⅵ、Ⅶ、Ⅷ、Ⅸ、Ⅹ、Ⅺ对等脑神经。滑车神经(Ⅳ)位于三叉神经上方,近天幕游离缘,在大型听神经瘤的上极手术时应注意。三叉神经(Ⅴ)约在内听道口的前方1cm,其位置可因肿瘤大小而变化,但均应在肿瘤的上极。内听道内的神经有面、听神经(Ⅶ,Ⅷ)。有文献报道,面神经与较大前庭神经瘤的关系为:在肿瘤前部是73%,上部为10%,下部为8%,后部为9%。舌咽神经、迷走神经及副神经均位于肿瘤的后下方,如肿瘤向外侧生长,在处理肿瘤下极时应注意保护。

桥小脑角的血管分布主要有椎-基底动脉及其分支,包括小脑上动脉、小脑前下动脉和小脑后下动脉等,这些动脉均参与脑干供血,故手术时应严加保护。内听动脉通常从小脑前下动脉分出,偶可来自基底动脉,更少见的是可同时来自上述两动脉,由于内听动脉是迷路的唯一血供,如要保留听力则必须保留内听动脉。

值得强调的是,前庭神经瘤属脑外病变,其与周围的脑神经、脑干和血管之间均有蛛网膜间隙,因此在大多数情况下,术中镜下较易分离,可有效避免神经、血管的损伤。故在前庭神经瘤手术中,应重视蛛网膜间隙的辨认和保护。

(二)手术入路和方法

1.枕下-内听道入路

用后颅窝枕下入路治疗前庭神经瘤,为神经外科医师普遍应用,成为前庭神经瘤手术的经典入路,但面、听神经常在肿瘤的前下方,故保留面神经较困难。改良该入路,在显露内听道口后可磨开内听道后唇,形成枕下-内听道入路,从而获得较高的面神经保留率。

手术体位有侧卧、仰卧和半坐位,切口可有各种变化,可以根据实际情况,调整切口大小和骨窗的范围,但是需暴露横窦、乙状窦边缘及其交角。有高颅压者可先于侧脑室枕角穿刺,留置引流管,缓慢放出脑脊液。骨窗一般位于一侧枕下,外缘应暴露乙状窦,上缘暴露横窦,枕大孔后缘和寰椎后弓不必显露。剪开硬膜后,放出小脑延髓池脑脊液,小脑大多能满意塌陷。根据大多数报道的治疗经验,小肿瘤(直径≤2cm)应先磨除内听道上壁,自内听道内向颅内分离,切除肿瘤;大肿瘤(直径>2cm)则应先分离肿瘤周围的蛛网膜间隙,囊内分块切除肿瘤,达大部切除后,游离囊壁,妥善处理肿瘤周围的神经血管及脑干面,然后处理内听道(同小型前庭神经瘤),在保留面神经的同时,应争取保留听力,因为约10%的大型前庭神经瘤(直径>3cm)患者可有残余听力,术后听力保留率可达3%~22%。

2.经中颅窝入路

体位为仰卧位,耳前颧弓上"S"形切口,骨窗2/3位于外耳道前方,1/3在外耳道后方,靠近中颅窝底。确认弓状隆起和岩浅大神经,磨除内听道上区的骨质,达内听道硬脑膜,向内显露后颅窝硬膜,向内可暴露面神经管口,手术在肿瘤的前面进行,有利于分离保护面神经。应注意保护小脑前下动脉襻。

3.经迷路入路

仅限于小型前庭神经瘤。耳后切口,将岩骨磨除达内听道口,切除内听道内的肿瘤,整个手术可清楚地看到面神经、耳蜗神经等与肿瘤的关系,面神经的保留率提高,患者反应轻、恢复快。但因迷路破坏,故听力在术后将完全丧失,且脑脊液耳漏的概率大,在较大肿瘤易致颅内出血。

同时,术前应准备神经电生理监测或面神经监护仪,以确保最大限度地保留面神经功能。电极插入到同侧的眼轮匝肌和口轮匝肌。铺巾前确认监护仪器工作正常。当试图保留听力时,术中的ABR监测是必要的。

在前庭神经瘤的手术中,术中的面神经功能保护是最重要的,其次是肿瘤的全切除和听力的保留。患者如果术前就出现严重的面瘫,术中面神经的解剖保留意义有限。研究表明,肿瘤的大小与术后面神经的功能密切相关,肿瘤越大,面神经越容易损伤。

学者认为,囊性前庭神经瘤比实质性前庭神经瘤术后更容易发生面瘫。有报道发现,囊性前庭神经瘤的面神经解剖保留率从93%降至88%。但也有学者发现,因为肿瘤越大越容易囊变,故当校正了肿瘤的大小后,术后的面瘫发生率并无明显差异。但在囊性前庭神经瘤,有时菲薄的面神经与瘤壁粘连紧密,无法分离,故面神经功能保留十分困难。

一般术后的保留听力常只能达到术前的原有水平,极少会比术前提高,术前患者是否存在有效的残余听力,主要根据术前听力检查来评定。其中最有参考意义的为语音感受阈及语音辨别率,语音感受阈≤50dB,语音辨别率≥50%为有效残余听力。但在相当部分的患者中,听力保留同时会有程度不同的耳鸣,造成对健侧听力的干扰,所以,在考虑较大的前听神经瘤是否需要保留听力时应慎重,经验是只有在听神经形态比较好的情况下保留才有较好效果。

目前许多文献比较了不同手术入路的面神经保留率,大多数观点认为中颅底入路对于面神经的损伤影响最大,因为面神经往往位于肿瘤表面,阻挡肿瘤的切除,长时间牵拉面神经会增加面神经的损伤,影响面神经的功能。经迷路入路由于先暴露面神经,后切除肿瘤,大多数观点认为对于面神经的保护最有优势。但是有些研究认为,不同的手术入路与面神经的功能保留并无太大差别,而术者对于一种手术入路的熟练程度和手术技术是面神经保留的重要影响因素。

(三)手术并发症

进入20世纪90年代后,虽然手术技术和疗效不断提高,但前庭神经瘤的手术并发症仍无法完全避免,常见的有脑脊液漏(2%~10%)、颅内感染(1.2%~10%)、颅内血肿(2%左右)和脑积水(2%)。

常见的神经功能的损害,如术中颅内面神经断端可以确认,应及时进行缝合,如两端连接不起来,应行神经移植,一期修复;如面神经断端无法辨认,可于术后2~4周行颅外的面-副神经、面-舌下神经或面-膈神经吻合,于术后3~6个月可见到面肌的自主活动。术后面瘫,眼睑闭合不能,如伴三叉神经功能影响,则极易形成角膜溃疡导致眼内感染而失明,应及时作眼睑缝合,等神经功能恢复后拆开。

其他的神经功能影响主要有第Ⅸ、Ⅹ、Ⅺ等的脑神经损害,近年来已较为少见,报道约为2.7%。一旦发生,术后应鼻饲,以防误食和呛咳。待后组神经功能恢复后再拔除鼻饲管。

(四)药物治疗

近来,由于分子生物学的深入研究,发现Merline在神经鞘瘤发生发展的重要作用以及可干扰的靶点,为神经鞘瘤患者,特别是双侧前庭鞘瘤者,提供药物治疗手段。可是,目前的研究报告多属临床Ⅰ~Ⅱ型,尚缺乏Ⅲ型和长期随访高级别的研究资料。

1.贝伐珠单抗/阿瓦斯丁(商品名)

是一种人单克隆IgG1的抗体,抑制VEGF,已用于治疗包括胶质母细胞瘤等。有报告静滴阿瓦斯丁5mg/kg,初始90秒,渐减至30秒,每2周1次,治疗2例双侧前庭神经瘤,1例治疗6个月后肿瘤缩小40%,听力改善,另1例MRI检查示脑干受压明显减轻,空洞变小,但听力不改善,此例因有高血压,同时服用血管紧张素Ⅰ拮抗剂。据报道,治疗10例进展型双侧前庭神经瘤患者,瘤缩小和听力中度改善9例。

2.PTC299

是VEGF合成上游的抑制剂,通过阻断转录后处理。目前在进行临床Ⅱ期研究。虽然上述药物有一定效果,但仅对部分患者有效。这是由于血管生成仅是肿瘤增生一个方面,还须寻找其他作用靶点和进行大样本验证。

3.曲妥珠单抗

是ERBB2(鸟类v-erb-b2成红细胞白血病病毒癌基因同源2或神经/同源胶质母细胞瘤衍生癌基因)受体抑制剂,体外研究证实可抑制前庭脑细胞增生。它与erlotimb(也是ERBB抑制剂)可抑制裸鼠种植前庭施万细胞生长。

4.厄洛替尼

是一种口服EGFR酪氨酸激酶抑制剂。目前用于治疗非小细胞肺癌和胰腺癌。它能促使前庭施万细胞死亡,但临床治疗11例双侧前庭神经瘤患者,MRI检查未见肿瘤缩小,听力未改善。由于它作用于EGFR受体以外肿瘤增生的分子通路,值得进行临床Ⅱ期验证。厄洛替尼的另一优点是没有细胞毒性化疗剂的不良反应,可长期服用。

5.拉帕替尼

是一种同时抑制EGFR和HER2[同源E6-AP(UBE3A)羧端域和染色体浓缩调控因子(CHCI)样域(RLD)2]制剂,也能抑制ERBB2磷酸化。2007年,美国FDA批准治疗乳癌脑转移,效果令人鼓舞。目前正在临床前期研究。

九、双侧听神经瘤

双侧听神经瘤占听神经瘤总数的1%~2%。多为多发性神经纤维瘤病的一种或部分表现,也将其归入Ⅱ型神经纤维瘤病(NF2),为常染色体显性遗传,发病年龄较轻。患者除有双侧听神经瘤外,有时可伴有NF1表现,如皮肤、皮下组织、周围神经和脊髓的多发性神经纤维瘤,有时还伴有颅内其他肿瘤,如脑膜瘤、胶质瘤等,或伴各种先天畸形,皮肤上可有棕褐色斑,称为"咖啡奶油斑"。

双侧听神经瘤的手术效果很差,术后听力损害和面瘫的发生率较高,手术的关键在于如何保留面神经功能和听力,因双侧永久性面瘫和失聪将是正常生活的重大障碍。因此,如双侧听神经瘤导致明显的颅内高压,威胁患者的生命时,可手术切除一侧较大的肿瘤,保留较小的肿瘤,用γ刀或射波刀控制其生长。如双侧肿瘤均较大,也可双侧同时手术或分期手术,但至少要保留一侧的面神经,如一侧不能保留面神经,则对侧只能做包膜下切除,残余肿瘤进行γ刀或射波刀治疗,绝不可强求双侧肿瘤的全切除。如双侧肿瘤均在2.5cm以内,可同时手术切除,但应努力保留双侧面神经和听力,也可同时行γ刀或射波刀治疗。

十、疗效和预后

由于手术入路的不断改进和显微外科技术的普遍应用,进入21世纪以来,前庭神经瘤的手术效果显著提高,手术全切除率已达90%以上,死亡率已降至2%以下,直径2cm以下的前庭神经瘤面神经功能保留率达86%~100%,直径2cm以上的肿瘤面神经保留率也在90%以上,功能保留率在60%~70%。听力保留率在直径1cm以下肿瘤为36%~59%,2~4cm肿瘤为1%~29%。

近5年来,对进行前庭神经瘤的规范化治疗的研究显示,所有病例均为T3以上大型前庭神经瘤(直径>3cm);围术期面神经评估、电测听及术中面神经监护比例达到100%。采用枕下乳突后入路,常规磨开内听道,术中行多组脑神经监测;三叉及后组脑神经的功能保留率达100%,肿瘤全切率100%,死亡率0,面神经解剖保留98%,术中功能保留率85.7%(面神经电刺激良好者)。术后患者KPS评分>90分者达100%,术后2周内面神经良好组(House-Brackmann Ⅰ+Ⅱ级)63.1%,中等组(House-Brackmann Ⅲ级)13.2%,不良组(House-Brackmann Ⅳ+Ⅴ级)23.7%,无House-Brackmann Ⅵ级患者。

γ刀或射波刀作为一种基本无损伤、反应轻的治疗方法,适用于直径<2.5cm的前庭神经瘤。据统计,γ刀治疗后,肿瘤的长期(10年以上)控制率为92%~96%;约50%瘤体可见缩小,60%~70%患者的听力保持在术前状态,面神经受损率降低到1%左右,三叉神经受损率为1%~2%,术后脑积水的发生率为2%~5%。射波刀通过实施低分割放射外科治疗,在保存有效听力方面具有更大的优势。

大型前庭神经瘤不主张γ刀治疗。对术后残留者使用γ刀或射波刀治疗也能有效控制肿瘤生长。

前庭神经瘤为良性肿瘤,预后取决于肿瘤的切除程度,有研究分析了74例听神经瘤,全切、次全切及部分切除的复发率分别为2.4%、52%和62.5%。

研究分析了772例患者,全切的复发率为8.8%。因此,在全切除的病例中,极少复发,可获得根治,故首先应争取肿瘤全切,在未能全切的病例中,应争取γ刀或射波刀治疗,以尽量控制肿瘤生长。

第三节　血管网状细胞瘤

血管网状细胞瘤是一种罕见的视网膜疾病,并在1911年命名为"视网膜血管瘤"。这种疾病的特征是视网膜和脑血管性肿瘤,伴随其他内脏器官肿瘤或囊肿,如肾脏、胰腺和附睾。

血管网状细胞瘤是一种良性高度血管化肿瘤,WHO分类归类于起源未明的Ⅰ级肿瘤。分为散发性和家族遗传性两种,两者之比约为3∶1,其中后者又称von Hippel-Lindau(VHL)病,呈家族性发病,是一种常染色体显性遗传性良、恶性肿瘤综合征,可累及多个器官,临床表现为全身多脏器的肿瘤或囊肿,具有家族性、多发性、多器官特征。

迄今缺乏大型流行病学调查统计。据研究数据显示:血管网状细胞瘤约占中枢神经系统肿瘤的0.93%,自然人口年发病率为0.16/10万,男女比约为1.45∶1。

血管网状细胞瘤通常呈现生长和静止两个状态交替进行。一般血管网状细胞瘤生长极其缓慢,特别是实质性血管网状细胞瘤可数年处于静止状态因而无症状。有研究使用MRI随访VHL患者至少10年,发现19例患者[10名男性和9名女性,平均年龄(32.6±11.6)岁],143个血管网状细胞瘤,其中134个病灶(94%)呈现一个有暂停式的增长模式,4个病灶(6%)则呈现一个渐进的增长模式。对138个病灶(97%)进行体积测定,只有58个病灶(41%)最终形成症状需要临床干预,肿瘤的生长时间平均为(13±15)个月,静止时间平均(25±19)个月。由于病例数太少,现在还不能根据肿瘤大小或生长速度来决定是否须早期治疗。因此,对无症状VHL-HB应先观察,直至出现症状再予处理。

一、病因与病理

血管网状细胞瘤的确切病因迄今尚不明确。根据血管网状细胞瘤组织学表现有胚胎组织学特征,推测血管网状细胞瘤与胚胎发育有关。有文献根据血管网状细胞瘤中存在肿瘤内造血和血管形成,推测它来源于有缺陷的胚胎残余组织或血管间充质细胞。20世纪70年代,一些神经病理学家发现血管网状细胞瘤在组织学上呈现两种基本成分:含有脂质的基质细胞和丰富的毛细血管网(血管内皮细胞、周细胞、肥大细胞);结合基质细胞与血管细胞不同的组化特点,推测血管网状细胞瘤有不同细胞学起源(神经外胚层细胞也可能参与)。有研究依据杂合性缺失分析确定血管网状细胞瘤中的基质细胞不同于中枢神经系统发育过程中任何细胞或其他部位的成熟细胞,认为基质细胞是血管网状细胞瘤中潜在的肿瘤细胞。根据血管网状细胞瘤的基质细胞表达神经外胚层一些标记物,如GFAP、S100-β、NSE及一些神经肽(有学者据此认为血管网状细胞瘤是一种神经内分泌肿瘤)等,从而推测它可能来源神经外胚层。

有文献发现血管网状细胞瘤中存在血岛区域且可髓外造血,在这些区域的细胞存在VHL基因缺陷。另有研究在血管网状细胞瘤中检测到成血管细胞及其分子标记物,包括Brachyury、Flk-1和Scl;根据鼠胚胎学的研究,起源于胚胎干细胞的成血管细胞是血管细胞和造血细胞的共同祖细胞,通常是产生于胚胎卵黄囊时期的原条,从而推测它来源于胚胎停止发育的成血管细胞。研究发现,血管网状细胞瘤存在肿瘤干细胞(SSEA1+细胞),体外体内实验证实肿瘤干细胞能进一步形成血管网状细胞瘤的肿瘤细胞和成血管细胞;进一步提示血管网状细胞瘤肿瘤干细胞能形成自身的血管,类似于胚胎的血管发生,且这一结果与血管网状细胞瘤的微环境密切相关。

当前对VHL基因在血管网状细胞瘤形成过程中的确切作用尚不明确。目前对于缺氧诱导因子-1(HIF-1)通路的研究较多。VHL基因突变后,造成降解HIF-α功能的损失,HIF-α表达上升,HIF-1转录激活靶基因大量表达,而这些基因的表达可能是血管形成的关键因素。一般缺氧不可能成为血管网状细胞瘤的血管内皮生长因子(VEGF)上调,导致血管网状细胞瘤的新生血管的主要因素。因为该类肿瘤有很好的血管,且坏死也从来不会发生;另有研究表明,pVHL和HIF在某些VHL病肿瘤如嗜铬细胞瘤也是正常的。此外,血管网状细胞瘤也发生于散发性形式,尽管在这些病变中体细胞VHL基因突变也偶见报道,然而散发性血管网状细胞瘤体细胞的VHL基因突变不到25%;也没有发现该类肿瘤VHL基因甲基化。因此,VHL基因突变在这些相关肿瘤的形成过程中可能仅仅起协同或催化作用。另外,VEGF对血管网状细胞瘤的形成有促进作用,最新研究表明,VEGF很可能仅仅促进血管形成的后一阶段,并不影响早期起源和转化细胞的数量。

这些研究结果对理解血管网状细胞瘤起源、形成和治疗有重要意义。首先,这些研究结果意味着血管网状细胞瘤细胞学起源,有利于肿瘤的分类;第二,血管网状细胞瘤形成与它的微环境密切相关,必须加强它的微环境研究;第三,对肿瘤干细胞或成血管细胞识别为肿瘤的起源细胞可能对血管网状细胞瘤靶向治疗提供新的思路;最后,血管网状细胞瘤的血管形成不同于正常的血管形成,主要是类似胚胎的血管发生,这为血管网状细胞瘤抗血管治疗提供了新的思路,为进一步开发蛋白质途径寻找新的方法。

实质性血管网状细胞瘤大体上呈明亮的红色或肉红色,边界清楚,有完整包膜,质软,血供极为丰富,可见怒张的引流静脉;囊性血管网状细胞瘤,其内含草黄色或淡黄色透明液体,可见一个或多个瘤结节,偶尔囊壁是由压缩的脑组织和增生胶质细胞组成。组织学上,由两种成分组成:一是丰富的成熟毛细血管网;二是在毛细血管网之间呈巢状或片状排列的大量含脂质空泡的间质细胞,其细胞核通常大而呈多形性,大的囊泡和不显眼核的基质细胞,有模糊的细胞质边界和细胞质含有脂质空泡。基质细胞通常染S100-β(80%细胞质和细胞核强阳性)、抑制素-α(二聚体蛋白、抑制或激活垂体FSH的分泌)、神经元特异性烯醇化酶、巢蛋白和一些神经肽(突触、羟色胺、P物质、舒血管肠肽、神经肽Y、神经降压素和亮氨酸脑啡肽)。迄今,血管网状细胞瘤诊断仍依赖于组织病理诊断,由于血管网状细胞瘤与转移性透明细胞肾细胞癌在形态学上有惊人的相似之处,组织学上极难区别,但它们的预后和治疗意义则完全不同。在两者鉴别上,免疫组化明显优于病史、放射学发现和传统组织学检查。有报道,在8%的VHL-HBs手术标本中发现了转移性肾细胞癌或胰腺内分泌肿瘤。

二、临床表现

中枢神经系统血管网状细胞瘤的临床症状取决于肿瘤所在的部位、大小以及伴有囊肿、水肿,因而无特异性。早期临床表现常常无症状或症状轻微,如头痛,以后可出现下列表现。

(一)小脑血管网状细胞瘤

占血管网状细胞瘤总数2/3,好发于小脑和近中线部位,有头痛、步态不稳,恶心呕吐和脑积水等表现。

(二)脑干血管网状细胞瘤

多见于延髓,其次为脑桥,表现为感觉迟钝、共济失调、吞咽困难、反射亢进、头痛、食欲缺乏等。

(三)脊髓血管网状细胞瘤

多位于后根区,表现为肢体感觉减退或疼痛、乏力,共济失调、反射亢进等。

(四)VHL病

可累及多个器官,如为全身多脏器的肿瘤或囊肿,具有家族性、多发性、多器官特征。除中枢神经系统血管网状细胞瘤外,还常累及的器官有眼底视网膜、肾上腺和肾脏等(各器官发病年龄可不相同)。

(五)红细胞增多症

仅见于1/4的病例,主要表现为红细胞计数及血红蛋白增高。肿瘤切除或放疗后红细胞计数可恢复正常;但肿瘤复发时,又出现红细胞计数增多。

(六)妊娠

可促使血管网状细胞瘤生长,使无症状血管网状细胞瘤变成有症状。

三、影像学检查

磁共振成像(MRI)检查是诊断血管网状细胞瘤的主要方法。囊性血管网状细胞瘤典型表现大囊小结节,CT平扫呈略高于脑脊液密度,附壁结节呈等或略高密度,并位于病灶的边缘,增强后明显强化。MRI平扫囊性部分T1WI呈低信号、T2WI和水抑制反转回波(FLAIR)成像呈高信号,壁结节T1WI呈略低信号,增强后明显强化,瘤周无或轻度水肿。实质性血管网状细胞瘤典型表现CT平扫呈等密度,瘤内可有小的囊变区而呈低等混杂密度,增强后实质部分明显强化。实质性血管网状细胞瘤 MRI-T1WI呈略低信号、T2WI高信号,有时可见血管流空影(T1WI和T2WI相应区均呈低信号),增强后实质部分明显强化。血管造影表现(如CTA、DSA)为瘤结节或实质部分的致密染色,可见实质病灶的供血动脉和回流静脉,对血供丰富的巨大实质血管网状细胞瘤术前行栓塞或部分栓塞,有助于减少术中出血,有利于手术切除。

四、诊断与鉴别诊断

(一)散发血管网状细胞瘤和VHL-HBs的诊断根据

根据好发年龄和好发部位,结合典型的影像学特征,可做出初步诊断。对散发性、无家族史的患者诊断基本成立。对于VHL病,现仍采用该诊断标准:患者存在中枢神经系统血管网状细胞瘤,以及视网膜血管瘤、肾细胞癌、嗜铬细胞瘤或附睾囊腺瘤;或任何一级亲属表现VHL病的损害;或基因检查结果阳性。随着神经影像技术的发展,血管网状细胞瘤的术前确诊率不断提高,但早期或术前明确诊断仍存在问题。

(二)囊性血管网状细胞瘤的鉴别诊断

1.毛细胞型星形细胞瘤

多见于青少年,好发于小脑、视觉通路和下丘脑。可呈多发小囊变或单一大囊,可伴钙化,其壁结节可小可大,结节内及周围无血管流空信号影,增强后壁结节和瘤壁均可强化。

2.囊性转移瘤

中老年人多见,多有原发肿瘤史,位置表浅,结节病灶边缘常规则,瘤周水肿明显,增强呈结节或环状强化。

3.脑脓肿

有感染史,且脓肿壁可环状强化,脓肿壁虽然可厚薄不一,但内侧壁光滑是其特征,无瘤结节,水肿较明显。

4.蛛网膜囊肿

为脑外占位,密度低,增强后不强化,弥散加权成像(DWI)检查有助于鉴别。

5.表皮样囊肿

多位于桥小脑角区,T1WI为低信号,T2WI和DWI为高信号。

(三)实性血管网状细胞瘤的鉴别诊断

1.转移瘤

多有原发肿瘤史,病灶多表浅,多呈类圆形,瘤周水肿明显。

2.脑膜瘤

为脑外肿瘤,极少发生囊变,多数可见"脑膜尾征"。

3.室管膜瘤

一般瘤周无蚓状流空的供血动脉,增强时强化程度不及HB明显。

4.髓母细胞瘤

多见于儿童,为实体性,边界常清楚,血供丰富、占位效应明显,增强时强化程度不及HB明显,瘤周水肿明显。

五、治疗

近年来,基础和临床进展给血管网状细胞瘤治疗带来一些理念的改变。由于VHL-HBs呈现一个暂停式生长模式,对无症状VHL-HBs过早治疗无疑增加患者手术风险,因为这些肿瘤可能在相当时间内并不产生临床症状。对于散发性血管网状细胞瘤,通常因症状而就诊以及影像学有时不能确诊,因此,治疗倾向于外科手术。

(一)手术治疗

显微外科手术为本病首选治疗,肿瘤全切除者可达根治。囊性病变一般易于切除,但瘤结节小、多个或嵌在囊壁内时,术中应仔细寻找,必要时用术中超声定位,以免遗漏结节而致肿瘤复发。囊壁常是被压缩的胶质组织,不必要切除。实质性血管网状细胞瘤常位于脑干、脊髓等重要功能区,且血供丰富,手术较囊性困难,术中应严格遵循脑AVM的手术原则,先电凝切断肿瘤供血动脉,再沿肿瘤包膜游离肿瘤,最后处理回流静脉,并将肿瘤整块切除。分块切除或活检可引发出血或致死。

实质性血管网状细胞瘤尤其是肿瘤较大或与脑干关系密切时手术难度较大,许多学者提倡对脑干和脊髓巨大型实质血管网状细胞瘤采用术前栓塞、术中电生理监测等综合措施。手术治疗48例单发脑干实质性血管网状细胞瘤,半数以上位于延脑,其余位于延脑桥、脑桥等。大多为实质性,少数实质性内含小囊肿。肿瘤直径≤2cm,11例;肿瘤直径2.1～3cm,15例;肿瘤直径>3cm,15例。肿瘤全切除46例,次全或大部分切除2例。手术死亡2例。1996年以后的19例无死亡。经长期随诊(平均5年):KPS≥80,37例;KPS 60～70,7例;KPS 40～50,2例。对于巨大实质性,血管网状细胞瘤术前栓塞不应追求全部彻底堵塞所有供血动脉,只栓塞手术不易控制的肿瘤腹侧供血支。脑干背侧巨大型血管网状细胞瘤(肿瘤直径>4cm),由于肿瘤的供血动脉常来于肿瘤的深面和两侧,而粗大的回流静脉又常位于肿瘤表面,因此术时要特别注意识别。此类血管网状细胞瘤供血动脉极度增多、增粗而迂曲,术中剥离时易出血,电凝止血时易伤及脑干,提倡用"水下电凝"和"一半一半"剪断已电凝的供血动脉技术(确定供血动脉后,尽量靠近肿瘤用滴水双极反复电凝,电凝长度为血管直径的2～2.5

倍,先尝试部分切断血管,如无出血,可完全剪断;如出血,继续追加电凝,直至不出血,再完全剪断血管),可明显增加手术的安全性。另外,术时暴露肿瘤后,直接穿刺肿瘤,注入栓塞物质或生物止血剂(如冻干人纤维蛋白黏合剂)于瘤内,促使瘤内血栓形成,利于术时分离和切除肿瘤。

(二)放射治疗

血管网状细胞瘤放射治疗目前存在争议。基于文献多属回顾性研究,普遍认为立体定向放射外科是一种治疗中小型实质性血管网状细胞瘤的有效方法。但是由于忽视血管网状细胞瘤自然史,用总体生存率、短期肿瘤控制率等不足以证实立体定向放射外科有效。

近年来,前瞻性研究开始对放射治疗血管网状细胞瘤的疗效提出了质疑,尽管表现出较好的短期控制率,但长期控制率并不理想。考虑血管网状细胞瘤暂停式生长模式,这种短期结果可能是由于肿瘤处于静息期而不是实际的治疗效果。重要的是,许多肿瘤的初步影像并不能预示症状产生,这就预示该治疗方式使用的局限性。此外,放射治疗也可能导致暂时性增加瘤周水肿和加剧肿瘤相关症状的产生,因此,建议放射治疗不应预防性治疗无症状血管网状细胞瘤,而可仅仅作为一种难以外科切除患者肿瘤的辅助治疗。

有研究用立体定向放射治疗4例小脑实质性肿瘤(直径<3cm),发现其中3例肿瘤继续保持增长,最终进行手术切除;而仅1例肿瘤在12个月后随访体积减小了33%。另有研究对44个血管网状细胞瘤行放射治疗,短期随访结果表明,16个肿瘤(36%)体积保持稳定,14个肿瘤(32%)体积缩小,14个肿瘤(32%)体积增大。这些结果表明,短期放射治疗血管网状细胞瘤,其疗效也存在不确定性,因此提示血管网状细胞瘤可能存在不同的亚型或不同分子生物学特征。

(三)药物治疗

迄今,尚无治疗该病的特效药物。一些肿瘤抗血管生成药曾尝试于血管网状细胞瘤临床治疗,但多为个案和回顾性报道。例如,SU5416在治疗多发性血管网状细胞瘤的案例中取得了一定的疗效;贝伐珠单抗和雷珠单抗现已开始应用于治疗视网膜血管网状细胞瘤。另外一些抗肿瘤药物如沙利度胺,可作为控制脑脊髓血管网状细胞瘤进展的治疗;有研究用厄罗替尼治疗1例复发性多发性VHL-HBs,随访6个月,发现其中小脑病灶缩小了50%,脑桥病灶缩小了25%,其他软脑(或脊)膜病灶保持稳定。

六、预后和随访

大多数血管网状细胞瘤可完全切除获得根治。原发肿瘤全切除后复发率在16%~31%,无症状间隔时间平均为4.5年。复发的相关因素有:患者年龄较轻(<30岁)、VHL综合征、多发性肿瘤、实质性血管网状细胞瘤和病理组织类型(细胞亚型复发率在20%~25%,而网状亚型复发率在5%~10%)。

由于VHL病呈现多样性临床表现,且伴有恶性肿瘤形成倾向,对生命造成潜在威胁,至今尚无任何有效的临床措施来预防和治疗VHL病,需要终身随访和监控,尤其是对中枢神经系统、眼睛和肾脏检查是必要的。大多数VHL病相关肿瘤可以通过有效的医学随访或复查,以便及时发现其早期临床表现和避免并发症的发生。VHL家族高危人群也必须密切监控,强烈建议VHL病家族中的高危人群在适当时间间隔进行相关复查或随访。

由于VHL病呈常染色体显性遗传,所以VHL病患者子女有50%遗传该病的风险。兄弟姐妹、父母及远方亲戚都是VHL病的高危人群。对于那些VHL病最初确诊患者,对其家庭成员及亲戚进行基因筛选是有益的,美国临床肿瘤学会已建议对所有高危人群进行基因检测。基因筛选那些高危险人群即可明确是否遗传了VHL病。明确对VHL病的高危人群必须严密随访;没有遗传VHL突变基因的人可免除烦琐和昂贵的年度检查。

一般建议患有VHL-HBs者或高危人群应从青春期开始,每12~36个月,进行脑脊髓MRI扫描;建议眼科检查应从婴儿期或幼儿期开始,每12个月进行1次;建议从16岁开始,每年进行1次的腹部CT或MRI扫描。以往数据显示,VHL患者的平均预期寿命是49岁。未经治疗的VHL病可能会导致失明和(或)永久性的脑损伤。患者死亡的最常见原因是由中枢性血管网状细胞瘤或肾细胞癌引起的并发症。最近数据表明,这些措施有助于延长VHL病患者的预期寿命超过16年。

第四节　髓母细胞瘤

一、概述

髓母细胞瘤是儿童最常见的一种颅内肿瘤,约占儿童颅内肿瘤的18%,占儿童后颅窝肿瘤的29%,占所有年龄段颅内肿瘤的3%~4%。儿童髓母细胞瘤占髓母细胞瘤总数的94%,成人只占6%。髓母细胞瘤的发病率约为每年6人/100万。成人髓母细胞瘤比较少见,约占成人颅内肿瘤的1%。

髓母细胞瘤的发病年龄高峰在6~10岁,且有明显的性别优势,男孩发病多于女孩。有文献统计了2456例儿童髓母细胞瘤的资料,5岁以下发病占37%,6~10岁发病占43%,11~15岁发病占20%;男孩发病占60%,女孩发病占40%。有学者统计了174例儿童髓母细胞瘤,男孩占61%,女孩占39%;5岁以下发病占26%(最小年龄9个月),6~10岁发病占45%,11~15岁发病占29%。

二、病理

传统上讲,髓母细胞瘤为第四脑室肿瘤,实际上髓母细胞瘤的起源部位在小脑的下蚓部,肿瘤呈膨胀性生长,由于肿瘤后方硬膜和颅骨的抵抗,肿瘤主要向前方的第四脑室生长。这就是在影像学上看到肿瘤位于(实为长入)"第四脑室"的缘故。瘤体压迫第四脑室底,约1/3的肿瘤与脑室底有粘连。瘤体向下生长进入枕大池,少数可以长入椎管内,到达S1水平。绝大多数肿瘤位于后颅窝的中线部位,5%~9%的肿瘤位于小脑半球,极少数位于小脑-脑桥角(CPA)。

髓母细胞瘤是中枢神经系统恶性程度最高的神经上皮性肿瘤之一,属于原始神经外胚层肿瘤(PNET)的一种,在WHO的神经系统肿瘤分级中属于Ⅳ级。显微镜下可见具有多能性分化的细胞成分,包括神经元、星形、室管膜、肌肉和黑色素细胞等。髓母细胞瘤来源于胚胎残余组织,一种可能是起源于胚胎时期小脑的外颗粒细胞层,这些细胞正常约在出生后半年内逐渐消失;另一种可能起源于后髓帆室管膜增殖中心的原始细胞,这些细胞可能在出生后数年仍然存在。

在2007年WHO神经系统肿瘤分类中,髓母细胞瘤有5种组织学类型:经典型、促结缔组织(纤维)增生型、大细胞型、肌母型和黑色素型。

(一)经典型髓母细胞瘤

经典型髓母细胞瘤质地均匀、脆、软。肿瘤外表面无包膜,暗灰色或暗红色,与肿瘤富含毛细血管有关。肿瘤的内部可有小的灶性坏死,可有小的囊变。在显微镜下,肿瘤细胞丰富,少有结缔组织成分。肿瘤由胞质很少、呈裸核状、核深染的小篮细胞组成,细胞密集生长,核圆形或卵圆形,染色质丰富,核分裂多见。典型的成团肿瘤细胞排列成玫瑰花瓣形的病例约40%。

(二)促结缔组织(纤维)增生型髓母细胞瘤

促结缔组织(纤维)增生型髓母细胞瘤以中心硬结节为特点,肿瘤的外周质地软、脆,中心的肿瘤结节质地韧、硬,黄灰色,多纤维组织。在显微镜下,有小结节状的孤立岛,为纤维结缔组织成分,肿瘤细胞呈散在分布。由于肿瘤质地脆弱,表面的肿瘤细胞易于脱落造成蛛网膜下隙内播散。播散的肿瘤细胞可在蛛网膜表面、脑沟内和鞍区种植生长。3%~5%的病例有肿瘤出血。

(三)大细胞型髓母细胞瘤

大细胞型髓母细胞瘤大约占4%。显微镜下肿瘤细胞的细胞核巨大,核仁明显,胞质较其他类型髓母细胞瘤丰富。有丝分裂象和坏死明显。此肿瘤预后比经典型髓母细胞瘤差。

(四)肌母型髓母细胞瘤

据文献报道,1930年至今仅有数十例报道,儿童常见。

1.肉眼观和经典髓母细胞瘤相似

肿瘤呈胶冻状,灰白色,内部见小灶状坏死。

2.显微镜下

髓母肿瘤细胞小而排列紧密,胞质稀疏,免疫组化显示肿瘤细胞表达突触酶和神经胶质纤维酸性蛋白(GFAP)。瘤细胞周围有嗜酸性横纹肌细胞围绕。横纹肌细胞有两种类型:一种体积较大,形态不一,可呈梭形或带状;另一种体积较小,与典型髓母细胞瘤的细胞相似。横纹肌细胞无明显细胞分裂表现,而肿瘤细胞Ki-67/MIB-1指标表达很高,提示预后不佳。

(五)黑色素型髓母细胞瘤

这种类型非常少见,预后很差。肉眼观肿瘤具有同黑色素瘤相似的黑色外观,可沿脑表面播散性转移形成覆盖脑表面的黑色斑点。显微镜下见典型髓母细胞瘤中混杂有黑色素肿瘤细胞,后者构成腺管状样结构的上皮。这种肿瘤细胞可能来源于神经嵴、神经管或视网膜色素层细胞。

三、分子遗传学

通过对髓母细胞瘤分子生物学和基因学的研究发现,40%~50%的病例有等臂染色体17p缺失。另外还发现6q、9q、11p和16q等染色体的等位缺失。代表细胞增殖性的癌基因c-myc在髓母细胞瘤中的表达非常常见。由于以上变异在其他类型的肿瘤中也有发现,有观点认为是继发性变异,但多数学者认为是髓母细胞瘤的原发性变异。

四、临床表现

髓母细胞瘤的病程较短,一般4~6个月。患者在肿瘤的早期多没有临床表现,或轻微的头痛没有引起患者家长的注意,当患者出现临床表现时,影像学发现肿瘤已经非常大。80%以上患者的首发表现是高颅压的症状:头痛和呕吐,精神萎靡。高颅压的主要原因是肿瘤阻塞第四脑室和大脑导水管后引起的幕上脑积水。

主要的体征有视盘水肿、躯体性共济失调、步态异常、强迫头位、眼球震颤等。患者可有视力模糊或视力下降。当肿瘤主要侵犯上蚓部,患者多向前倾倒;肿瘤位于下蚓部时,患者向后倾倒。如肿瘤侵犯一侧的小脑半球,患者表现为肢体性共济失调,如手持物不稳、指鼻困难等。患者多有水平性眼球震颤,这是由眼肌的共济失调所致。复视是由高颅压引起展神经麻痹所致。当肿瘤侵犯第四脑室底时,面丘受侵犯可导致面瘫。长入椎管内的肿瘤侵犯了脊神经,患者可表现为强迫头位。

约22.4%的患者身高明显地超过正常儿童,因此怀疑髓母细胞瘤是分泌型的肿瘤,可能分泌生长激素或生长因子等。

五、影像学

成人和儿童髓母细胞瘤在影像学表现上有明显不同。一般头颅CT和MRI检查对儿童髓母细胞瘤的正确诊断率在95%以上,而成人容易误诊。

(一)儿童影像学表现

头颅CT扫描可发现后颅窝中线部位圆形占位,边界比较清楚,瘤体周围可有脑水肿带,平扫为等密度或稍高密度,增强表现比较均匀,瘤体巨大占据了第四脑室。部分肿瘤有瘤内坏死和小囊变。头颅CT的血管造影像(CTA)可显示肿瘤的供血血管。

头颅MRI扫描能确定肿瘤的大小和精确的解剖关系。绝大多数肿瘤位于小脑下蚓部,边界清楚,质地均匀,髓母细胞瘤增强扫描后呈比较均匀的信号,提示瘤体质地软,在T1相肿瘤呈低信号,有明显的均匀增强,肿瘤向第四脑室生长,向前方压迫第四脑室底。瘤体在增强后为混杂信号,提示髓母细胞瘤可能为硬纤维型。由于阻塞了第四脑室,大脑导水管扩张,并有幕上脑积水引起的脑室对称性扩大。另外,MRI扫描可以发现沿蛛网膜下隙散播的转移灶,这有助于确定肿瘤的分期,是制订治疗方案和估计预后的重要依据。

根据影像学肿瘤的变化,并结合脑脊液的细胞学检查,可以将髓母细胞瘤进行分期。结合手术切除肿瘤的结果,可以对儿童髓母细胞瘤进行病情分级。在Choux分级中,肿瘤侵犯脑干是一个因素。但在临床实践中发现:髓母细胞瘤极少侵入脑干内部,多数是与第四脑室底粘连。因此,认为肿瘤细胞的蛛网膜下隙播散应是一个重要因素。此肿瘤分期和病情分级对于判定患者的预后有一定的帮助,分期越高和高危因素越多,患者的预后越差。

(二)成人影像学表现

儿童髓母细胞瘤典型表现:常见于小脑蚓部、均质、增强均匀,这些在成人髓母细胞瘤却不常见。

估计仅有一半的成人髓母细胞瘤位于小脑蚓部,其他大部分位于一侧小脑半球。另外有少数可位于桥小脑角区,容易被误诊为听神经瘤或脑膜瘤。也有报道多发的髓母细胞瘤,但极为罕见。

位于小脑蚓部的成人髓母细胞瘤CT检查表现为密度均一、均匀增强的肿块。而位于小脑半球部位的常呈非均一的混杂密度肿块,增强表现不均匀。MRI检查,肿瘤T1加权像为低信号,T2加权像为高信号,T1增强表现同样不均匀。小的囊变常见,大的囊变罕见。另外要引起注意,有一种少见的黑色素性髓母细胞瘤MRI表现很有特点,为T1加权高信号、T2加权低信号,与典型病变正好相反,容易和出血相混淆。

六、诊断和鉴别诊断

对于3~10岁的儿童,如果短期内(4~6个月)出现头痛、呕吐、走路不稳、眼球震颤等临床表现时要考虑髓母细胞瘤的可能,及时行影像学检查可以明确诊断。由于成人髓母细胞瘤影像学表现不像儿童那么典型,临床容易误诊,而术前正确的诊断和分期对制订治疗方案和估计预后有非常重要的意义。因此,对成人后颅窝脑实质内的占位要提高警惕。无论是儿童还是成人怀疑髓母细胞瘤时,要加全脊髓扫描确定有无转移灶。主要应和以下病变进行鉴别。

(一)室管膜瘤

室管膜瘤为第四脑室内发生的肿瘤,主要见于20岁以下的儿童和青年人,特别多见于5岁以下儿童。特点是第四脑室底神经核团受压症状明显,小脑症状相对较轻:如耳蜗前庭核受累引起耳鸣、听力减退等症状;展神经核受累引起眼球外展障碍;迷走、舌下神经核受累引起声音嘶哑、吞咽困难、恶心、呕吐等。影像上肿瘤信号不均匀,常见钙化和较大的囊性变。

(二)小脑星形细胞瘤

典型的小脑星形细胞瘤多位于小脑半球,由于肿瘤生长较慢,小脑半球代偿能力较强。因此,患者的病史很长。影像学检查上有显著的囊性变,钙化也较常见。

其他还要和血管网织细胞瘤、脉络丛乳头状瘤、转移瘤等相鉴别。

七、治疗

(一)手术治疗

手术切除肿瘤是治疗髓母细胞瘤的首选方法,在影像学诊断后,应尽早手术治疗。70%~80%的患者合并有脑积水,现在不主张肿瘤手术前做分流术。可以在手术前2~3天做侧脑室持续外引流,待手术切除肿瘤后再去除脑室外引流。如肿瘤手术后1~2周头颅CT或MRI扫描显示脑室没有明显缩小,可以做脑室-腹腔分流术。对于脑室-腹腔分流术是否造成肿瘤的腹腔转移,目前仍有争论。当肿瘤有广泛的蛛网膜下隙转移或种植、不能首先进行肿瘤切除时,可行分流术。

肿瘤的手术全切除是治疗髓母细胞瘤的根本目标。一般来说,大多数原位生长的髓母细胞瘤都能做到全切除或近全切除。

做常规后颅窝枕下正中切口:上端在粗隆上2cm,下端到C_3棘突水平。一般儿童没有明显的枕外隆凸,确定的方法是枕大孔向上5cm处,即枕外隆凸(窦汇)的位置。用铣刀取下骨瓣(术后骨瓣要复位),一般无须咬除S_1后弓。硬膜做H形切开,用丝线结扎上、下枕窦,此方法避免了Y形切开枕窦引起的大量出血和硬膜不能缝合的缺点。肿瘤位于小脑蚓部的前方,部分瘤体长入枕大池内。切开小脑下蚓部约2~3cm,前方即可看到暗红色的肿瘤。多数肿瘤质地软、脆,用粗吸引器快速吸除瘤体,肿瘤内有粗细不等的血管,应边吸除肿瘤边电凝血管,不可只强求止血。快速吸除肿瘤是止血的最好方法,当瘤体被大部吸除后,肿瘤出血自然减少或停止。

切除肿瘤的范围:上界到达导水管,两侧到达小脑半球。肿瘤与小脑半球无明确的边界,但有胶质增生层。全切除肿瘤后应看到导水管的开口。多数肿瘤与第四脑室底无粘连,第四脑室底表面光滑。如瘤体与第四脑室底有粘连,可残留粘连的少许瘤体,不可损伤第四脑室底。用止血纱布覆盖手术创面止血,止血纱布与有轻微渗血的创面紧密粘连。不用止血海绵片止血,因其易于脱落。关颅时应将硬膜缝合或修补缝合,骨瓣复位、固定。

术后常见的并发症有皮下积液、缄默症、颅内感染等。以往文献报道髓母细胞瘤的手术死亡率约10%,由于现代影像技术和显微手术技术的发展,现在的手术死亡率几乎为零。术后2~3天时应检查切口情况,如发现有皮下积液应及时做抽液后加压包扎,一般每天穿刺抽液并加压包扎2~3次,枕部软组织与颅骨贴合后积液即可消失。如积液不能消失,可做皮下积液持续外引流,并局部加压包扎。如皮下积液仍然不消失,可做皮下积液–腹腔分流术。

缄默症的发生率较低,主要发生在巨大的髓母细胞瘤手术后。患者有两种不同的临床表现类型:多数患者表情呆滞、不说话,不回答问题;有极少数患者表现为哭闹,但无眼泪,在床上翻动,不说话。缄默症发生的时间可在术后即刻出现,也可在术后数天才出现。几乎所有的缄默症都能在半年以内恢复到正常状态。术后即刻出现的缄默症的恢复时间较长,一般要数周到半年。而术后数天才出现的缄默症的恢复较快,数天或数周即可恢复。发生缄默症的确切原因尚不十分清楚,可能与损伤小脑的齿状核有关系,齿状核的损伤原因可能因手术直接损伤和静脉循环损伤有关系。

(二)放射治疗

髓母细胞瘤的恶性程度很高,单纯手术治疗的效果很差,因此术后放疗是治疗髓母细胞瘤必不可少的治疗措施,可以明显地延长患儿的生存期。

但是早期实施的手术加局部放疗的效果也不理想。1936年,有学者开始采用全中枢(CSI)放疗,1969年,有文献报道了71例进行CSI的病例,5年和10年生存率分别为40%和30%。之后,大量的研究证明,无论儿童还是成人髓母细胞瘤,采用手术加CSI均可以显著提高生存期。

髓母细胞瘤对放疗很敏感,而且由于患者多为儿童,大剂量放疗将增加明显的不良反应,特别是引起患儿的神经系统发育障碍,因此目前已经不主张进行大剂量放疗。有较可靠研究显示,采用低剂量全中枢照射加后颅窝局部高剂量照射能够在不降低疗效的情况下减少放疗并发症。一般要求全脑+全脊髓为30~40Gy,后颅窝总剂量不低于50Gy,近来的标准剂量为50~58.8Gy,每次的分割剂量为1.75Gy或1.8Gy,没有可靠证据显示提高剂量能够提高疗效。术后开始放疗的时间越早越好,一般患者要在术后3周内接受放疗。对于高危病情的患者,尚需要在放疗后进行药物化疗,以提高患者的生存率。

放疗不良反应包括短期的和远期的。短期不良反应主要有恶心、呕吐、疲劳、脱发、骨髓抑制和咽喉疼痛等。远期不良反应主要是记忆力、计算力等认知功能下降,特别在儿童比较明显,其他较少见的还有垂体功能低下、引起第二肿瘤等。

(三)化疗

化疗一直是儿童髓母细胞瘤手术及放疗后的重要辅助治疗手段。一般不主张在放疗前做化疗,应在放疗后再化疗。自1990年以来,CCNU+顺铂+长春新碱方案在美国已经作为标准方案用于治疗髓母细胞瘤。这一方案的应用将儿童髓母细胞瘤的平均5年生存期从1973—1989年的50%左右提高到1990—1999年的70%左右。化疗的主要不良反应包括外周神经炎、听觉损伤、肾脏损害和骨髓抑制等。

由于放疗加化疗将显著增加不良反应,人们开始尝试在化疗辅助下减少放疗剂量的方案。初步的研究显示,对儿童髓母细胞瘤患者,这一方案可以在不降低长期生存率的情况下明显降低放射治疗造成的儿童认知功能障碍。但是这一方案在成人髓母细胞瘤治疗中的作用还存在争议,因为:①成人单纯接受手术加放疗的5年无病生存率(PFS)可以达到60%;②放疗对成人神经认知功能的影响远没有儿童那么严重;③目前还没有可靠证据证明,在手术+放疗后加用化疗可以有效提高成人髓母细胞瘤的疗效;④Packer方案可能引起的化疗不良反应(如恶心、呕吐、周围神经炎、骨髓抑制、肾脏损害等)在成人更容易出现。因此,目前对于成人髓母细胞瘤的治疗方案的共识是手术加术后放疗,化疗的作用和最佳方案及何时开始化疗等问题还需要进一步的研究。

八、预后

影响髓母细胞瘤的预后因素很多,如肿瘤的基因改变、肿瘤细胞蛛网膜下隙转移程度、肿瘤局部侵犯的范围、患者的年龄、性别、手术切除肿瘤的程度、术后放疗剂量、药物化疗的应用等。一般来讲,女性患者的预后明显好于男性患者,年龄小的患者预后差于年龄大的患者。

由于显微手术技术的提高、放射设备和方法的改进及化疗药物的应用,使得儿童髓母细胞瘤的治疗效果达到了非常理想的水平。个别报道患者5年生存率甚至可以达到95%以上。

对所有髓母细胞瘤的患者都应做长期的随访,定期做头颅CT或MRI扫描是早期发现肿瘤复发的根本措施。多数髓母细胞瘤的复发在手术后3年内,因此,在术后的4年内,每6个月做1次头颅CT或MRI扫描检查,4年以后每1年做1次CT或MRI扫描。定期做脑脊液的细胞学检查也是随访髓母细胞瘤的重要方法,其发现肿瘤复发可能会在影像学发现复发的肿瘤占位之前。髓母细胞瘤复发后的生存时间很短,有临床症状的患者平均生存期为5个月,有影像学占位而没有临床症状的患者平均生存期为20个月。

肿瘤的复发部位根据手术的切除程度有所不同。肿瘤大部切除的病例几乎都是在原位复发;而全切除或近全切除的髓母细胞瘤很少有原位复发,肿瘤的复发多在前颅窝(如鞍区、额叶纵裂处)和脊髓等部位。可能是这些部位位于放射野的边缘,已经有蛛网膜下隙播散的肿瘤细胞残存在这些部位引起肿瘤的复发。应根据颅内复发肿瘤的大小决定治疗方法，如再次手术、放疗或化疗。

髓母细胞瘤在中枢神经系统外的复发（转移）率约5.6%，主要部位：骨（82%）、淋巴结（28.7%）和内脏器官（23.5%），治疗的方法为化疗和放疗，一般不适合手术治疗。

第五节　垂体腺瘤

垂体腺瘤（PA）是一组源于垂体前叶和垂体后叶及颅咽管上皮残余细胞的肿瘤，是最常见的鞍区占位性病变。最新调查表明，垂体腺瘤占颅内肿瘤的8%～15%。发生于垂体前叶的垂体腺瘤，良性，约占颅内肿瘤的10%，仅次于胶质瘤和脑膜瘤。尸检垂体瘤发生率接近25%。男女发病率总体相当，小于20岁或大于71岁的人群发病率很低。男女间存在明显的年龄差异：女性有两个发病高峰，即20～30岁和60～70岁，而男性的发病率则随年龄的增长而增加。垂体腺瘤常具有内分泌腺功能，因而影响机体的新陈代谢，造成多种内分泌功能障碍。按形态和功能将其分为催乳素腺瘤、生长激素腺瘤、促肾上腺皮质激素腺瘤、促甲状腺激素腺瘤、促性腺激素腺瘤、多分泌功能腺瘤、无分泌功能腺瘤等。

一、临床表现

主要是垂体激素分泌过量或不足引起的一系列内分泌症状和肿瘤压迫鞍区结构导致的相应功能障碍。

（一）内分泌功能紊乱

分泌性垂体瘤可过度分泌激素，早期即可产生相应的内分泌亢进症状。肿瘤压迫、破坏垂体前叶细胞，造成促激素减少及相应靶腺功能减退，出现内分泌功能减退症状。

1.催乳素（PRL）腺瘤

PRL腺瘤占垂体腺瘤的40%～60%，多见于20～30岁的年轻女性，男性约占15%。PRL增高可抑制下丘脑促性腺激素释放激素的分泌，使雌激素水平降低，黄体生成素（LH）、促卵泡激素（FSH）分泌正常或降低。女性患者的典型临床表现为闭经-溢乳-不孕三联征。早期多出现月经紊乱，如月经量少、延期等，随着PRL水平进一步增高，可出现闭经。闭经多伴有溢乳，其他伴随症状还有性欲减退、流产、肥胖、面部阵发性潮红等。处于青春期的女性患者，可出现发育期延迟及原发性闭经等症状。男性高

PRL血症,可致血睾酮水平降低,精子生成障碍,精子数量减少、活力降低、形态异常。临床表现有阳痿、不育、睾丸缩小、性功能减退,部分男性患者还可出现毛发稀疏、肥胖、乳房发育及溢乳等症状。

女性患者多可早期确诊,其中约2/3为鞍内微腺瘤,神经症状少见。男性患者往往因性欲减退羞于治疗或未注意到,故在确诊时大多PRL水平很高,肿瘤较大并向鞍上或海绵窦生长,且多有头痛及视觉障碍等症状。

2.生长激素(GH)腺瘤

占分泌性腺瘤的20%~30%。GH可促进肌肉、骨、软骨的生长,以及促进蛋白质的合成。垂体生长激素腺瘤过度分泌GH,并通过胰岛素样生长因子-1(ICF-1)介导作用于各个器官靶点。若GH腺瘤发生在青春期骨骺闭合以前,则表现为巨人症;若发生在成人,则表现为肢端肥大症。

(1)巨人症:患者身高异常,甚至达2米以上。生长极迅速,体重远超同龄人。外生殖器发育与正常成人相似,但无性欲。毛发增多,力气极大。成年后约40%的患者可有肢端肥大样改变。晚期可有全身无力、嗜睡、头痛、智力减退、毛发脱落、皮肤干燥皱缩、尿崩症等症状。此型患者多早年夭折,平均寿命20余岁。

(2)肢端肥大症:患者手、足、头颅、胸廓及肢体进行性增大。手、足肥厚,手指增粗,远端呈球形。前额隆起,耳郭变大,鼻梁宽而扁平,眶嵴及下颌突出明显,口唇增厚,牙缝增宽,皮肤粗糙,色素沉着,毛发增多,女性患者外观男性化。部分患者可因脊柱过度生长而后凸,锁骨、胸骨过度生长而前凸,胸腔增大可呈桶状胸。脊柱增生使椎间孔隙变小从而压迫脊神经根,引起腰背疼痛或其他感觉异常;而椎管狭窄则有可能出现脊髓压迫症。因患者舌、咽、软腭、悬雍垂及鼻旁窦均可出现肥大,故说话时声音嘶哑、低沉,睡眠时打鼾。呼吸道管壁肥厚可致管腔狭窄,影响肺功能。心脏肥大者,少数可出现心力衰竭。其他器官如肝、胃、肠、甲状腺、胸腺等均可出现肥大。血管壁增厚,血压升高。组织增生可引起多处疼痛,故除头痛外,患者常因全身疼痛而被误诊为"风湿性关节炎"。少数女性患者可出现月经紊乱、闭经,男性早期性欲亢进,晚期性欲减退,可导致不孕不育。约20%的患者有黏液性水肿或甲状腺功能亢进,约35%的患者可并发糖尿病。患者早期精力充沛、易激动,晚期疲惫无力、注意力不集中、记忆力减退、对外界事物缺乏兴趣。

少数GH腺瘤患者,其肿瘤大小、GH水平高低与临床表现不尽相符,如肿瘤较大抑或GH水平显著升高,而临床表现却甚为轻微;血GH水平升高不显著的患者,临床症状反而明显。

3.促肾上腺皮质激素(ACTH)腺瘤

占垂体腺瘤的5%~15%。ACTH腺瘤多发于青壮年,女性多见。一般瘤体较小,不产生神经症状,甚至放射检查也不易发现。其特点为瘤细胞分泌过量的ACTH及相关多肽,导致肾上腺皮质增生,产生高皮质醇血症,出现体内多种物质代谢紊乱。

(1)脂肪代谢紊乱:可产生典型的"向心性肥胖",患者头、面、颈部及躯干脂肪增多,形成"满月脸",颈背交界处脂肪堆积形成"水牛背",四肢脂肪较少,相对瘦小。患者晚期可有动脉粥样硬化改变。

(2)蛋白质代谢紊乱:可导致全身皮肤、肌肉、骨骼等的蛋白质分解过度。表皮、真皮处胶原纤维断裂,暴露皮下血管,形成"紫纹",多见于下肢、腰部、臀部及上臂。血管脆性增加,从而易导致皮肤瘀斑,伤口易感染、不易愈合等。50%的患者可有腰背酸痛,可出现软骨病、佝偻病及病理性压缩性骨折。在儿童则影响其骨骼正常生长。

(3)糖代谢紊乱:可引起类固醇性糖尿病。

(4)性腺功能障碍:70%~80%的女性患者出现闭经、不孕及不同程度的男性化,如乳房萎缩、毛发增多、痤疮、喉结增大、音色低沉等。

(5)高血压:约85%的患者出现高血压症状。

(6)精神症状:约2/3的患者存在精神症状,如轻度失眠、情绪不稳定、易受刺激、记忆力减退,甚至精神变态。

4.促甲状腺激素(TSH)腺瘤

占垂体瘤不足1%。TSH腺瘤表现为甲状腺肿大,可扪及震颤、闻及血管杂音,有时可见突眼及其他甲状腺功能亢进症状,如急躁、易怒、双手颤抖、多汗、消瘦、心动过速等。TSH腺瘤可继发于原发性甲状腺功能减退,可能因甲状腺功能长期减退,TSH细胞代偿性肥大,部分致腺瘤样变,最后形成肿瘤。

5.促性腺激素腺瘤

促性腺激素腺瘤很罕见,一般起病缓慢,因缺乏特异性症状,故早期诊断困难。多见于中年以上男性,主要表现为性功能减退,但无论男女患者,早期多无性欲改变。晚期大多有头痛,视力、视野障碍,常误诊为无功能垂体腺瘤。本病分FSH腺瘤、LH腺瘤、FSH/LH腺瘤三型。

(1)FSH腺瘤:患者血FSH水平明显升高。病程早期,LH、睾酮水平正常,男性第二性征正常,大多数性欲及性功能正常,少数性欲减退,勃起功能差。晚期LH、睾酮水平相继下降,可出现阳痿、睾丸缩小及不育。女性则出现月经紊乱或闭经。

（2）LH 腺瘤：患者血 LH、睾酮水平明显升高，FSH 水平下降，睾丸及第二性征正常，性功能正常。全身皮肤、黏膜可有明显色素沉着。

（3）FSH/LH 腺瘤：患者血 FSH、LH、睾酮三者水平均升高。早期常无性功能障碍，随着肿瘤体积增大，破坏垂体产生继发性肾上腺皮质功能减退症状，以及阳痿等性功能减退症状。

6.多分泌功能腺瘤

腺瘤内含有两种或两种以上的分泌激素细胞，根据肿瘤所分泌的多种过量激素而产生不同的内分泌亢进症状，出现多种内分泌功能失调症状的混合症候，最常见的是 GH+PRL。

7.无分泌功能腺瘤

多见于 30～50 岁人群，男性略多于女性。肿瘤生长较缓，不产生内分泌亢进症状。往往确诊时瘤体已较大，压迫或侵犯垂体已较严重，导致垂体分泌促激素减少，出现垂体功能减退症状。一般认为，促性腺激素的分泌最先受影响，其次为促甲状腺激素，最后影响促肾上腺皮质激素，临床上可同时出现不同程度的功能低下的症状。

（1）促性腺激素分泌不足：男性性欲减退，阳痿，第二性征不明显，皮肤细腻，阴毛呈女性分布；女性月经紊乱或闭经，性欲减退，阴毛、腋毛稀少或出现肥胖等。

（2）促甲状腺激素分泌不足：患者畏寒、少汗、疲劳、乏力、精神萎靡、食欲减退、嗜睡等。

（3）促肾上腺皮质激素分泌不足：患者虚弱无力、恶心、厌食、免疫力差、易感染、血压偏低、心音弱、心率快、体重偏轻。

（4）生长激素分泌不足：儿童骨骼发育障碍，体格矮小，形成侏儒症。少数肿瘤可压迫后叶或下丘脑，产生尿崩症。

（二）神经症状

神经症状由肿瘤占位效应直接引起。一般无功能腺瘤在确诊时体积已较大，多有鞍上及鞍旁生长，神经症状较明显。分泌性腺瘤因早期产生内分泌亢进症状，确诊时体积较小，肿瘤多位于鞍内或轻微向鞍上生长，一般无神经症状或症状较轻。

1.头痛

约 2/3 的无功能垂体腺瘤患者有头痛症状，但并不十分严重。早期出现头痛是因肿瘤向上生长时，鞍膈被抬挤所致。头痛位于双颞部、前额、鼻根部或眼球后部，间歇性发作。若肿瘤继续生长，穿透鞍膈，则头痛症状可减轻甚至消失。晚期头痛可因肿瘤增大压迫颅底硬膜、动脉环等痛觉较敏感的组织所致。肿瘤卒中可引起急性剧烈头痛。

2.视神经受压

肿瘤向上生长,可将鞍膈抬起或突破鞍膈压迫视神经、视交叉,导致视力、视野发生改变。

(1)视力改变:视力的减退与视野的改变并不平行,双侧也并不对称。常到晚期才出现视力改变,主要原因是视神经受压原发性萎缩。肿瘤压迫所致的视神经血液循环障碍也会引起视力下降甚至失明。

(2)视野改变:多为双颞侧偏盲。肿瘤由鞍内向上生长压迫视交叉的下部及后部,将视交叉向前推挤,此时首先受压迫的是位于视交叉下方的视网膜内下象限的纤维,而引起颞侧上象限视野缺损。肿瘤继续向上生长则累及视交叉中层的视网膜内上象限纤维,产生颞侧下象限视野缺损。若肿瘤位于视交叉后方,可先累及位于视交叉后部的黄斑纤维,出现中心视野暗点,称为暗点型视野缺损。若肿瘤偏向一侧生长,压迫视束,可出现同性偏盲,临床上较少见。一般来说,视野的改变与肿瘤的大小是呈正相关的,但如果肿瘤发展缓慢,即使瘤体很大,只要视神经有充分的时间避让,则可不出现视野的改变。

3.其他神经症状

主要由肿瘤向鞍外生长,压迫邻近组织所引起。

(1)肿瘤压迫或侵入海绵窦,可导致第Ⅲ、Ⅳ、Ⅵ对脑神经,以及三叉神经第一支的功能障碍,其中尤以动眼神经最易受累,导致一侧眼睑下垂、眼球运动障碍。肿瘤长至颅中窝可影响颞叶,导致钩回发作,出现幻嗅、幻味、失语及轻度偏瘫。

(2)肿瘤突破鞍膈后向前方发展,可压迫额叶而产生一系列的精神症状,如神志淡漠、欣快、智力减退、癫痫、大小便不能自理、单侧或双侧嗅觉障碍等。

(3)肿瘤长入脚间窝,压迫大脑脚及动眼神经,导致一侧动眼神经麻痹、对侧轻偏瘫,若向后压迫导水管,则可导致阻塞性脑积水。

(4)肿瘤向上生长压迫第三脑室,可导致多种下丘脑症状,如多饮、多尿、嗜睡、健忘、幻觉、迟钝、定向力差,甚至昏迷。

(5)肿瘤向下生长可破坏鞍底,长入蝶窦、鼻咽部,导致鼻塞、反复少量鼻出血及脑脊液鼻漏等。

二、诊断

垂体腺瘤的诊断需根据临床症状、体征、内分泌检查及影像学检查结果综合确定。

(一)内分泌检查

测定垂体及靶腺激素水平有利于了解下丘脑-垂体-靶腺轴的功能,对术前诊断及术后评估具有重要参考价值。诊断分泌性垂体瘤的内分泌指标是:血清PRL水平>100μg/L;随机GH水平>5μg/L,口服葡萄糖后GH水平>1μg/L,IGF-1水平增高;尿游离皮质醇(UFC)>100μg/24小时,血ACTH水平>46μg/L。皮质醇增高者,应做地塞米松抑制试验,必要时可行胰岛素兴奋试验、促甲状腺激素释放激素(TRH)试验,以及促肾上腺皮质激素释放激素(CRH)刺激试验。

垂体ACTH腺瘤临床表现为库欣综合征,分为ACTH依赖性和非ACTH依赖性,临床上需依靠多项检查才能明确病因。

(二)影像学检查

除需做CT及MRI外,有时也做脑血管造影以排除脑部动脉瘤或了解肿瘤供血及血管受压情况。怀疑有空蝶鞍或脑脊液鼻漏者,可用碘水CT脑池造影检查。

1.CT

CT对微腺瘤的发现率约为50%,小于5mm的肿瘤发现率仅为30%,做薄层扫描(1~2mm),发现率可有所提高。微腺瘤的典型表现为垂体前叶侧方的低密度灶或少许增强的圆形病灶;垂体高,女性大于8mm,男性大于6mm,鞍膈抬高;垂体柄向肿瘤对侧偏移;鞍底局部骨质受压变薄。大腺瘤增强扫描常均匀强化。瘤内可见出血、坏死或囊性变,该区不被强化。鞍区CT薄层扫描加冠状、矢状重建可显示蝶窦中隔与中线间的关系,从而使术者避免在凿开鞍底时偏离中线损伤颈内动脉等组织,减少手术并发症;还可显示鞍底前后左右的大小,对于明显向颅内、海绵窦扩展,或呈侵袭性生长的肿瘤,术中保证鞍底够大,增大显微镜侧方观察范围,利于肿瘤全切。

2.MRI

MRI是目前诊断垂体瘤的首选方法。微腺瘤垂体上缘膨隆,肿瘤呈低信号,垂体柄向健侧移位,垂体增强动态扫描可显示微腺瘤与正常组织的边界,增强前后证实微腺瘤的准确率为90%,直径小于5mm的发现率为50%~60%。大腺瘤可显示瘤体与视神经、视交叉,以及与周围其他结构如颈内动脉、海绵窦、脑实质等的关系。术前MRI有助于了解肿瘤的质地,以及肿瘤与颈内动脉或基底动脉的关系。对于向鞍上或颅内明显扩展或明显侵袭海绵窦的肿瘤,根据MRI判断肿瘤质地,选择手术入路,可提高手术切除的范围。

三、治疗

垂体腺瘤的治疗目的在于:控制激素水平、恢复垂体功能、缩小或消除肿瘤、解除颅内占位引起的症状体征等。目前常用的治疗方案包括手术治疗、药物治疗和放射治疗。各治疗方案各有优缺点,手术可快速解除肿瘤对周围组织的压迫,并有效地减少激素分泌,但对已侵犯到鞍旁、海绵窦的垂体腺瘤,手术常不能全切,且风险大、并发症较多;立体定向放射治疗常用于不能耐受手术或是拒绝手术者;放射治疗可控制肿瘤生长,恢复激素水平,但持续时间长,有导致垂体功能减退、放射性脑坏死、脑神经损伤,甚至诱发继发性恶性肿瘤的可能;药物治疗并发症少,但起效慢,终生服药,费用昂贵。

(一)手术治疗

1.经颅手术

经颅手术切除垂体腺瘤很早就应用于临床,现已经是非常成熟的术式。适用于:①明显向额颞叶甚至颅后窝发展的巨大垂体腺瘤;②向鞍上发展部分与鞍内部分的连接处明显狭窄的垂体腺瘤;③纤维化、质地坚硬,经蝶窦无法切除的垂体腺瘤。临床上常用的手术入路有经额入路、经颞入路、经翼点入路及眶上锁孔入路。随着显微镜及内镜技术的不断发展,经颅手术现在主要用于不适合经蝶手术的患者,如巨大垂体腺瘤、侵袭性的肿瘤、需要联合入路及分期手术的患者。

2.经鼻蝶手术

经蝶手术入路适用于:①突向蝶窦或局限于鞍内的垂体腺瘤;②向鞍上垂直性生长的垂体腺瘤;③蝶窦气化程度良好的垂体腺瘤患者。手术方式主要包括显微镜下经鼻蝶和内镜下经鼻蝶手术,是目前治疗垂体腺瘤最常用的手术入路,约96%的患者可经蝶窦入路手术切除。以前,伴有甲介型或鞍前型蝶窦的垂体腺瘤患者,因术中定位、暴露鞍底困难,曾被列为经蝶入路手术的禁忌证,或需额外设备于术中定位鞍底,但随着手术技术发展及设备的创新,CT仿真内镜重建能显示蝶窦浅、深部结构的三维解剖图像,可模拟经蝶入路手术过程。

神经内镜下经鼻蝶切除术是近20年国内外新出现并迅速推广的一项微创垂体腺瘤切除技术,较以往显微镜手术存在明显的优点:①减少了手术对鼻中隔中上部及鼻腔底黏膜的损伤,术后很少发生鼻中隔穿孔;②不造成鼻中隔骨性骨折,不影响术后鼻外形;③照明条件好,并可放大图像,能更好地显示蝶窦内、鞍内、鞍上等解剖结构,可减少术后并发症的发生;④患者术后反应轻,恢复快。但内镜也有其缺点:内镜缺乏立体层次感,对术者熟练度有较高的要求,需在鼻腔内寻找参照物;操作空间相对于显微镜手术更狭小,手术操作需要经过特殊训练。

(二)立体定向放射外科

随着计算机技术和放射物理学的发展,立体定向放射外科(SRS)在垂体腺瘤的治疗中取得了较好的效果,肿瘤无进展率和生物治愈率都较高。SRS或FSRT技术在确保肿瘤靶区剂量的同时,能使瘤外的照射剂量迅速减少,保护靶区周围的重要组织,故尤为适用于瘤体较小的垂体腺瘤。SRS主要适用于:①直径<10mm的垂体微腺瘤;②直径>10mm,但视力、视野无明显受损的垂体腺瘤,且MRI检查肿瘤和视交叉之间的距离应在3mm以上;③手术残留或复发者;④不能耐受手术者。

(三)综合治疗

如在手术切除大部分肿瘤后行放疗或药物治疗控制肿瘤生长,或于放疗或药物治疗使肿瘤缩小、变软后再行手术,可以起到扬长避短、提高疗效、降低风险的效果。目前,综合治疗也存在一些尚待解决的问题,如放疗与药物治疗的最适间隔时间尚未明确,药物治疗对放疗剂量的影响也尚未明确等,且目前仍无较大的临床研究用于综合治疗的疗效分析。

参考文献

[1]李勇主编.神经外科常见病诊治进展[M].昆明:云南科学技术出版社,2020.07.

[2]夏佃喜著.临床神经外科诊疗[M].长春:吉林科学技术出版社,2019.05.

[3]及时雨等主编.神经外科疾病诊断与手术实践[M].长春:吉林科学技术出版社,2019.03.

[4]董孟宁等主编.临床神经外科疾病诊治学[M].长春:吉林科学技术出版社,2019.03.

[5]姬云翔等主编.神经外科治疗精要与微创技术应用[M].开封:河南大学出版社,2020.06.

[6]张建斌等主编.神经外科诊疗要点与显微技术应用[M].长春:吉林科学技术出版社,2019.03.

[7]张念平等主编.神经外科疾病诊断与手术方法(上)[M].长春:吉林科学技术出版社,2019.03.

[8]孙瑞迅等主编.神经外科疾病诊治学[M].武汉:湖北科学技术出版社,2018.01.

[9]高志波等主编.现代神经外科诊疗与重症救护[M].长春:吉林科学技术出版社,2017.06.

[10]李晖等主编.临床常见神经外科疾病学[M].北京:科学技术文献出版社,2018.06.

[11]杨文辰等主编.实用临床神经外科常见病诊疗[M].北京:科学技术文献出版社,2018.06.

[12]孙泽林等主编.神经外科基础与手术精要(下)[M].长春:吉林科学技术出版社,2016.06.

[13]孙泽林等主编.神经外科基础与手术精要(上)[M].长春:吉林科学技术出版社,2016.06.

[14]孙泽林等主编.实用神经外科诊疗与重症救护(下)[M].长春:吉林科学技术出版社,2016.04.

[15]刘念等编著.神经外科疾病临床诊疗与危重症处置(下)[M].长春:吉林科学技术出版社,2016.04.

[16]孙立倩等主编.现代脑血管外科治疗学[M].长春:吉林科学技术出版社,2016.09.

[17]王其瑞主编.临床神经外科诊疗精粹[M].西安:西安交通大学出版社,2015.09.

索 引